ポケット判

第2版 介護職員のための 重要用語集

ヘルスケア総合政策研究所 編

日本医療企画

■本書の使い方

- ●介護の現場で頻出する最新用語、重要用語を約1000語厳選し、簡潔に解説しています。
- ●用語はアルファベットで始まる語を先に ABC 順に、漢字や仮名、数字で始まる語を 50 音順に配列しています。
- ●濁音、半濁音は清音扱いで、促音(「っ」)、拗音(「ゃ」「ゅ」「ょ」)は全音扱いで並べています。
- ●音引き(「ー」)と中黒(「・」)は無視しています。
- ●同じ用語の言い換えや同意語、略語などは「→」で示した用語のあとに掲載ページを表記しています(下図参照)。

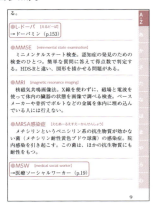

早引き、かんたん、よくわかる！
介護職員のための
重要用語1000

- A−Z ……………………… 4
- あ行 ……………………… 13
- か行 ……………………… 31
- さ行 ……………………… 77
- た行 ……………………… 132
- な行 ……………………… 155
- は行 ……………………… 168
- ま行 ……………………… 196
- や行 ……………………… 204
- ら行 ……………………… 209
- わ行 ……………………… 218

A-Z

● **ADL** 【activities of daily living】

日常生活動作。食事、排泄、入浴、更衣、整容など人が独立した生活をするうえで毎日繰り返す基本的な動作。

● **AED** 【automated external defibrillator】

自動体外式除細動器。速やかに対処しなければ死に至る不整脈に対して、電気刺激を与えて心臓の動きを正常に戻す機械。誰にでも使えるように設計されており、駅や人の集まる場所に設置されている。

● **AIDS** 【acquired immunodeficiency syndrome】

エイズ。後天性免疫不全症候群のこと。ヒト免疫不全ウイルス（HIV）による感染症。感染力は弱く、感染経路としては注射器の再使用などによる血液から、性行為による体液から、母子感染による母乳からがある。かつての血液製剤による薬害エイズも知られている。現在は、薬の開発が進んでおり、感染しても発症を抑えることができるようになった。

● **ALS** 【amyotrophic lateral sclerosis】

筋萎縮性側索硬化症。筋肉の衰えが全身的に発生する疾患で、進行が速い。50代での発症が多く、男性

は女性の約1.5倍の発症率。

●APDL 【activities parallel to daily living】
→IADL（p.8）

●BMI 【body mass index】
体格指数。身長と体重の関係によって肥満ややせの状態がわかる。体重（kg）÷〔身長（m）の2乗〕で求められ、BMI 25以上が肥満とされ、18.5以下がやせとされる。

●BPSD 【behavioral and psychological symptoms of dementia】
→認知症の周辺症状（p.163）

●CAPD 【continuous ambulatory peritoneal dialysis】
携行持続腹膜透析。自分の腎臓で血液を浄化できなくなった腎不全の人が、お腹にチューブを通し透析液を入れ、腹膜を使って血液を浄化する方法。透析液がバッグに入っており携帯できる。1日数回の交換をするが、そのつど医療機関に通う必要はない。

●COPD 【chronic obstructive pulmonary disease】
慢性閉塞性肺疾患。慢性肺気腫、慢性気管支炎などの総称で、気道の狭窄や閉塞によって呼吸状態が進行性に悪化していく疾患。

● CT 【computed tomography】
　コンピュータ断層撮影。360度全方向からX線を当ててコンピュータで解析し、からだの断面の画像を得る。脳出血、肺疾患、肝臓や腎臓などの疾患の診断に適している。

● DM 【diabetes mellitus】
→糖尿病（p.149）

● DSM 【diagnostic and statistical manual of mental disorders】
　精神疾患の診断と統計マニュアル。アメリカ精神医学会が作成した精神障害を診断するときに使用されるガイドライン。改訂を重ね、2013年に第5版DSM-5が発表された。

● DV防止法 【でぃーぶいぼうしほう】
　「配偶者からの暴力の防止及び被害者の保護等に関する法律」のこと。DVはドメスティックバイオレンス（家庭内暴力）の略。

● EBM 【evidence-based medicine】
　根拠に基づいた医療。従来、医師の勘と経験に頼っていた治療を、さまざまな調査報告を集めて、どの治療法がどの程度効果があるかを判定して最善の治療法を選択する。

●EMG 【electromyography】
→筋電図検査(p.54)

●HbA1c 【hemoglobin A1c】
ヘモグロビンA1c(エーワンシー)。血液検査で、糖尿病の血糖コントロールの指標となる。過去1〜2か月の血糖の状態を表すもので、検査直前の食べ過ぎや節制は反映しない。2012年4月から、従来の日本糖尿病学会によるJDS値より0.4%高い国際標準値(NGSP値)で表記されることとなった。当分の間JDS値も併記される。

●HDS-R 【Hasegawa dementia scale-revised】
改訂長谷川式簡易知能評価スケール。認知症の発見のために最も一般的に使われる検査。簡単な質問に答えて得点数で判定する。MMSEよりも質問数が少ない。

●HOT 【home oxygen therapy】
在宅酸素療法。COPDなどの肺や心臓の疾患で自力での呼吸が十分でない場合、在宅でも酸素を人工的に取り込むことで、なるべく普通の生活が送れるようにする療法。外出、旅行なども可能となる場合がある。酸素と供給装置は業者が提供する。酸素のそばでは火気厳禁のこと、医師の指示を守ること、停電時、災害時の対応を知っておくことなどの注意点がある。

● **HUS** 【hemolytic uremic syndrome】

　溶血性尿毒症症候群。出血性大腸菌に感染したのちなどに、腎臓をはじめとする臓器の血管に障害が発生する疾患。腎臓の血管が障害されると腎不全となり、脳への障害も生じ、生命にかかわる状態となる。

● **IADL** 【instrumental activities of daily living】

　日常生活関連動作。APDL、手段的ADLと同様の意。ADLを広い範囲に拡大した、買い物、料理、掃除、金銭管理、公共交通機関の利用など、毎日の生活に必要な動作。

● **ICF**
【International Classification of Functioning, Disability and Health】

　国際生活機能分類。WHOがさまざまな分野の研究などで使うことを目的に、障害者の生活機能と障害、背景因子などについて分類したもの。以前は、国際障害分類（ICIDH）という名称だったが、障害でなく生活機能というプラス面に視点を置いている。

● **JIS** 【Japanese Industrial Standards】

　日本工業規格（JIS）。工業製品の標準化の認定を受けたマーク。福祉用具については、手動車いす、電動車いす、在宅用電動介護用ベッド等について、安全の確保のためにJISマーク表示をつけることになってい

● L-ドーパ 【えるどーぱ】
→ドーパミン（p.153）

● MMSE 【mini-mental state examination】
　ミニメンタルステート検査。認知症の発見のための検査のひとつ。簡単な質問に答えて得点数で判定する。HDS-Rと違い、図形を描かせる問題がある。

● MRI 【magnetic resonance imaging】
　核磁気共鳴画像法。X線を使わずに、磁場と電波を使って体内の臓器の状態を画像で調べる検査。ペースメーカーや骨折でボルトなどの金属を体内に埋め込んでいる人には行えない。

● MRSA感染症 【えむあーるえすえーかんせんしょう】
　メチシリンというペニシリン系の抗生物質が効かない菌（メチシリン耐性黄色ブドウ球菌）の感染症。院内感染を引き起こす。この菌は、ほかの抗生物質にも耐性をもつ。

● MSW 【medical social worker】
→医療ソーシャルワーカー（p.19）

●N式老年者用精神状態尺度
【えぬしきろうねんしゃようせいしんじょうたいしゃくど】

認知症の発見のための検査のひとつ。家事、関心、会話、記憶、見当識などの項目を日常生活を観察することで点数にして判定する検査。本人には質問などする必要はないが、検査を行う人の主観が入る。

●N式老年者用日常生活動作能力評価尺度
【えぬしきろうねんしゃようにちじょうせいかつどうさのうりょくひょうかしゃくど】

認知症の人の日常生活動作の能力を評価する検査。歩行、生活圏、着衣、摂食、排便などを観察して点数で評価する。

●NBM 　[narrrative-based medicine]

ナラティブ・ベイスト・メディスン。「物語と対話に基づく医療」と訳される。患者が語る個々の感じ方や考え方（物語）に耳を傾けて、自己決定を促す診断や治療のプロセスのこと。

●O157 　【おーいちごーなな】

腸管出血性大腸菌O157。レバ刺し、井戸水から大規模な感染が出ており、生で食べるもの、加熱の不十分なものは菌に汚染される可能性がある。O157の出すベロ毒素が溶血性尿毒症症候群（HUS）など死に至るような症状を引き起こす。

● **ORS**　【oral rehydration solution】
→経口補水液（p.59）

● **ORT**　【orthoptist】
→視能訓練士（p.89）

● **OT**　【occupational therapist】
→作業療法士（p.78）

● **PEG**　【percutaneous endoscopic gastrostomy】
→経皮内視鏡的胃瘻造設術（p.59）

● **PEM**　【protein energy malnutrition】
→たんぱく質・エネルギー低栄養状態（p.138）

● **PL法**　ぴーえるほう

製造物責任法。製品の欠陥によって、生命、身体、財産に損害を被ったことを証明した場合、製造会社に損害賠償を求められる法律。

● **PSW**　【psychiatric social worker】
→精神保健福祉士（p.122）

● **PT**　【physical therapist】
→理学療法士（p.210）

●PTSD 【post traumatic stress disorder】
→心的外傷後ストレス障害（p.114）

●QOL 【quality of life】
　人生の質、生活の質。どれだけ人間らしく幸福に生活できているかを計る尺度。

●ROM 【range of motion】
　関節可動域。関節を最大限に動かすことができる範囲のこと。拘縮や変形で関節可動域が制限される。ADLを円滑に行うためには関節可動域が確保されていることが重要。

●SARS 【severe acute respiratory syndrome】
　サーズ。重症急性呼吸器症候群。新興感染症のひとつ。SARSコロナウイルスへの感染で起こる。咳、発熱、呼吸困難などインフルエンザのような症状が出て、1割ほどが重症化する。

●SLE 【systemic lupus erythematosus】
→全身性エリテマトーデス（p.127）

●ST 【speech-language-hearing therapist】
→言語聴覚士（p.64）

● STD 【sexually transmitted disease】
→性感染症(p.121)

● SW 【social worker】
→ソーシャルワーカー(p.131)

● VRE 【vancomycin-resistant *Enterococcus*】
→バンコマイシン耐性腸球菌(p.175)

● WHO 【world health organization】
　世界保健機関。1948年に設立された国連の専門機関で、すべての人々が健康であることを目的とし、災害時緊急対策や感染症対策などさまざまな活動を行っている。本部はスイスのジュネーブ。

あ

● 上がりかまち 【あがりかまち】
　玄関の上がり口にある横木のこと。上がりかまちの位置の高さが、高齢者には問題となる。

● 悪性新生物 【あくせいしんせいぶつ】
　がんのこと。日本人の死因の第1位である。

● 悪玉コレステロール 【あくだまこれすてろーる】
　LDLコレステロール。増加すると心筋梗塞などを

引き起こす動脈硬化の原因になる。医師の指導のもと、食事内容の改善や適度な運動など生活習慣を改めることで、悪玉コレステロールを減らすことができる。

● アシドーシス

血液のpH（ペーハー）は通常7.4だが、それより低下して酸性に傾くこと。代謝性と呼吸性があり、代謝性では吐き気など、呼吸性では頭痛などの症状が出る。

● アセスメント

事前評価のこと。医療関係者が問診や検査結果、症状の観察などの結果を評価・解釈・分析して患者が抱えている問題点を明らかにすること。介護支援専門員（ケアマネジャー）や介護職員が利用者の状態等を把握するために行うこともいう。

● アセスメントシート

アセスメント内容のほか、利用者氏名、保険形態、アセスメント理由、家族の構成、続柄などが記入できるようになっている。

● アテローム

皮膚にできる粉瘤とよばれる袋状のしこり。角質などが入っている。または、動脈硬化の原因になる血管の壁にできる粥腫の内容物。コレステロール、血管の

修復に関わるマクロファージなどでできている。

●アドボカシー

権利擁護。知的障害者、認知症高齢者など自分の権利を自分で主張しにくい人のために、援助者が代理で権利やニーズの獲得を行うこと。

●アドレナリン

副腎髄質から分泌されるホルモンのひとつで、敵から身を守らなければならないような場面で血中に放出され、血圧、血糖値を上昇、心拍数を増加させる。

●歩き回り 【あるきまわり】

徘徊のこと。認知症の周辺症状（BPSD）のひとつ。目的もなくどこかへ行ってしまうように見えるが、本人には歩き回る理由があるので、それを聞き対処する。事故の危険があるので注意が必要。

●アルツハイマー型認知症 【あるつはいまーがたにんちしょう】

記憶障害を発症し、徐々に失見当識、人格崩壊に進行し、寝たきりとなっていく疾患。脳の萎縮が認められる。

●アルツハイマー型認知症治療薬
【あるつはいまーがたにんちしょうちりょうやく】

いまのところ認知症を根本的に改善する治療薬はな

く、認知症の進行を抑える薬のみである。長らくドネペジル（商品名アリセプト）しか販売されていなかったが、薬の服用が困難な認知症の人のために、皮膚に貼るタイプの薬が発売された。

● **アルブミン**

血清総たんぱく（血清中に含まれるたんぱく質の総量）の主成分。肝臓で合成され、血液の浸透圧の維持、調整に役立つ。

● **アレルギー表示**　【あれるぎーひょうじ】

アレルギー成分が含まれていることの表示。卵、乳、小麦、そば、落花生、エビ、カニのアレルギー成分について食品の包装に記載することが義務づけられている。

● **暗順応／明順応**　【あんじゅんのう／めいじゅんのう】

明るいところから暗い映画館のなかなどに入ったときに徐々に暗さに慣れ周りが見えるようになるのが暗順応、逆に暗いトンネルから外に出たときまぶしく感じるが1分以内には慣れるのが明順応。高齢者ではこの機能が落ちて、順応に時間がかかるので、照明には注意が必要。

● **罨法**　【あんぽう】

布などで患部を覆って冷やしたり、温めることで炎

症を抑えたり、鎮静させる治療法。医師の指示に従って行う。

い

●医行為 【いこうい】

医療行為のこと。医師、歯科医師等が医学に基づいて疾病および、けがの治療を行うこと。厚生労働省通知による「医行為でない行為」は介護職員が行うことができる。

●意識障害 【いしきしょうがい】

意識を失うなど、意識状態のレベルが低下していることを意識障害といい、生命の危険を示唆する場合がある。意識レベルを知るには、呼びかけや叩くなどの刺激でどのような反応をするかで判断する。

●移乗 【いじょう】

ベッドから車いす、トイレ、入浴など日常生活のなかで行われる乗り移り動作のこと。

●異食 【いしょく】

認知症の周辺症状（BPSD）のひとつで、手に取るものを何でも食べてしまう行為。なるべく周りには口に入るようなものを置かないことで防ぐ。

●一次救命処置 【いちじきゅうめいしょち】

心肺停止に陥った人にAEDや胸骨圧迫、人工呼吸を施すこと。そばにいた人が誰でも行える。まず通報し助けを呼び、呼吸を確認、AED、胸骨圧迫を行う。

●一次予防 【いちじよぼう】

疾患を予防するために、食生活、運動、休養など生活習慣を整え、健康の増進を図ること。二次予防は病気の早期発見・早期治療、三次予防はリハビリテーションを指す。

●一包化 【いっぽうか】

医師から処方された薬を、薬剤師が、朝食後、睡眠前など、1回に服用するごとに自動分包器で1袋に入れて出してくれるもの。介護職員は一包化された薬剤は服薬介助できる。

●移動支援 【いどうしえん】

ガイドヘルプ。外出、移動が困難な障害のある人に同行し、移動の支援をするサービス。

●易疲労性 【いひろうせい】

異常な疲れやすさ。さまざまな病気の兆候にあげられる。薬の副作用としてもある。

●医薬品 【いやくひん】

薬事法で定められている薬。病院で処方される医療用医薬品、店頭で買えるOTC薬（一般用医薬品）がある。

●医薬部外品 【いやくぶがいひん】

薬事法で定められている医薬品に準ずるもの。口臭防止スプレー、制汗スプレー、ベビーパウダー、育毛剤、入浴剤、一部のビタミン剤、蚊取りマットなど薬効成分が入っているもの。

●医療過誤 【いりょうかご】

医療事故（アクシデント）のなかで、診断の誤りやケアでの過失などにより患者に害を及ぼしたもの。医療の専門性から法的責任についてはさまざまな議論がある。

●医療計画 【いりょうけいかく】

医療法に基づいて、都道府県が作成する日常生活圏での医療の確保のための整備計画。

●医療ソーシャルワーカー 【いりょうそーしゃるわーかー】

メディカルスタッフとして、医療機関、介護老人保健施設、地域包括支援センターなどで、患者・家族の経済、社会、心理的な相談に応じ、社会復帰、在宅復帰の援助をする専門職。略称はMSW。

●医療保険制度 【いりょうほけんせいど】

日本では国民皆保険制度のもと、誰でも安心して高度な医療を受けられるような仕組みになっている。健康保険、船員保険、共済組合、国民健康保険、後期高齢者医療制度からなる。

●医療保護施設 【いりょうほごしせつ】

生活保護法で、医療を必要とする生活に困窮する人に対し医療を行う施設。都道府県市町村、社会福祉法人、日本赤十字社が設置する。

●イレウス

腸閉塞のこと。腸が、ねじれたり痙攣したりして、食塊がその部分より先に行けず詰まった状態。生命に危険を及ぼす場合がある。

●胃瘻 【いろう】

経皮内視鏡的胃瘻造設術（PEG）などで腹壁から胃壁につくられた孔をいう。この孔に管を通し、経口的に食事が摂れない患者に水分や栄養剤を入れて栄養を補給する。

●院外処方 【いんがいしょほう】

病院外の薬局で処方を行うこと。病院内の薬局で薬をもらうことを院内処方という。病院外の薬局ならどこ

でも処方箋をもっていけば、薬を調剤してくれる制度。

●インシデント

ヒヤリ・ハットのように、重大な事故には至らなかったものの、その可能性があった事例。インシデントを起こした人を責めるのではなく、その経験を検証することで、事故を引き起こさないための対策を立てるために活用される。

●インスリン

膵臓のランゲルハンス島から分泌されるホルモンのひとつ。糖新生を抑制し血糖値を下げる働きがある。糖尿病の場合は、インスリンが不足していたり、まったく出なかったりするので、注射や薬で補給する。

●インスリン自己注射 【いんすりんじこちゅうしゃ】

糖尿病でインスリン療法をしている場合は、自分でインスリンを注射し、血糖値のコントロールをする。見守りを含め、介護職員は介助できない。インスリン注射は食事の前にするが、体調不良などで食欲のない場合には血糖測定をし、注射と十分な水分補給をして受診する。

●陰性症状 【いんせいしょうじょう】

統合失調症で感情鈍麻、意欲の減退など通常より機能が低下している場合をいう。認知症でも同じような

症状に使われる言葉。

● インテーク

初回面接または受理面接ともいい、福祉の分野では相談者と援助者が行う最初の面談をいう。

● 院内感染症　【いんないかんせんしょう】

体力・免疫力の落ちた入院患者の多い病院内で流行する感染症。元気な人がかからないような細菌で感染が広がったり、インフルエンザやMRSAなどの感染も目立つ。

● インフォームドコンセント

説明と同意を意味する。医師から病状、選択できる治療法の長所・短所、治療効果などの説明を受け、患者が自分の責任において治療法を選択すること。

● インフルエンザ

インフルエンザウイルスの感染により急な高熱、節々の痛みのほか風邪に似た症状を示し、高齢者、子どもは重症化に注意しなければならない。検査は20分ほどで結果がわかる。早期の抗ウイルス薬の服用が症状をやわらげる。予防にはワクチンが有効で、手洗いや部屋の加湿も効果がある。発熱後3〜7日はウイルスを排出する。空気感染、飛沫感染するのでマスクを着用し、人にうつさないようにする配慮が必要。

う

●ウェルビーイング

良好な状態（well being）。WHO憲法草案での健康の定義に用いられた言葉。病気があってもなくても、社会資源などの整備で豊かで良好な生活を送ることが求められる。

●う歯 【うし】

齲歯と書く。虫歯になった歯のこと。歯が口のなかの細菌でう蝕されて起こる。

●う蝕 【うしょく】

齲蝕と書く。虫歯のこと。虫歯になった歯はう歯。

●うっ血 【うっけつ】

静脈血が心臓に還りにくくなることで、臓器や全身にたまった状態。

●うつ状態（抑うつ状態） 【うつじょうたい（よくうつじょうたい）】

憂うつで元気が出ず、何もできない状態。喪失体験がきっかけでなる場合や、精神病の症状として出る場合がある。

● うつ熱 【うつねつ】

汗をかかないことなどで、体内に熱がこもってしまい、高熱を発する状態。

● 運動療法 【うんどうりょうほう】

糖尿病、高血圧、脂質異常症、メタボリックシンドロームなどの生活習慣病で、病気のコントロールのために運動による健康の維持増進を図ること。どの程度の運動をすればよいかは、そのときの病状によるので医師の指示に従う。

え

● エイズ
→AIDS（p.4）

● 衛生的手洗い 【えいせいてきてあらい】

流水と石けんで、手のひら、手背、指の間、爪、親指、手首を洗う方法。速乾性手指消毒剤を使用してもよい。利用者がもつ感染症を、介護職員がほかの利用者などに広げないように心がける。

● 栄養機能食品 【えいようきのうしょくひん】

身体の健全な成長、発達、健康維持に必要なビタミン、ミネラルなどの栄養成分を補給する食品で、食生活において特定栄養成分の補給を目的として摂取する

者に対して栄養成分の表示をするものと定義されている。

● 栄養士 【えいようし】

都道府県知事の免許を受けて、学校、病院、事業所、保健施設、福祉施設などにおいて栄養指導をする者。

● 栄養指導 【えいようしどう】

給食施設での健康の増進を目的として、医師や管理栄養士が専門的な知識や技術を用いて各疾患別、食種別に必要な指導や助言を行うこと。

● 栄養成分表示 【えいようせいぶんひょうじ】

食品の包装に義務づけられている、エネルギー、たんぱく質、脂質、炭水化物、ナトリウム、カルシウムなどの栄養成分の表示。

● 液体酸素 【えきたいさんそ】

在宅酸素療法（HOT）では、液体酸素、濃縮酸素のどちらかを選ぶ。液体酸素装置は、電気代がかからず携帯用の子機が軽いという利点がある。

● エコー（超音波）検査 【えこー（ちょうおんぱ）けんさ】

からだにプローブという超音波を出す器具を当て、その反射をとらえて臓器の形態や大きさなどをみる検

査。患者には痛みも被曝もなく、安全な検査とされている。

●**壊死** 【えし】

けが等による組織の挫滅や、病気による血管の閉塞で血流が途絶えることでその先の組織が死んでしまうこと。

●**壊疽** 【えそ】

脱疽ともいう。組織に血がいかなくなり萎縮・乾燥するものと、細菌感染で壊死したところが腐敗し、どんどん広がっていくものがある。糖尿病の足病変のように、気づかないうちに壊疽が広がり切断しなければならないことがある。

●**エネルギー代謝率** 【えねるぎーたいしゃりつ】

運動時のエネルギーから安静時のエネルギーを引いた数値を基礎代謝エネルギーで割った値で、個人的な差を除いた運動（労作）の強さの指標となる。

●**エビデンス**

証拠、根拠のこと。介護の手技にも、科学的な根拠のあることが求められるようになった。

●**エリクソン**

Erik Homburger Erikson（1902 - 1994）。1950年頃

に活躍したアメリカの心理学者。発達心理学として、誕生から死までの人間のライフサイクルを8段階に分類し、それぞれの時期での心理発達理論を提唱した。

●嚥下 【えんげ】
口腔で咀嚼した食べ物が咽頭、喉頭、食道を通って胃まで運ばれる過程。

●嚥下障害 【えんげしょうがい】
咀嚼機能障害ともいう。脳卒中などの後遺症や認知症、加齢などで、咀嚼機能や嚥下反射が障害された状態。むせや誤嚥が起こりやすくなる。

●円座 【えんざ】
ドーナツパッド。褥瘡予防のために使われるが、かえって悪化を招くことがあるので最近は使われない傾向にある。

●エンゼルケア
死後のケア。死後硬直が始まる前に行われるからだ全体の清拭、体腔への脱脂綿詰め、手を合わせて組ませるなどのケア処置。ご本人の宗教や家族の気持ちを尊重して行う。

●塩素系消毒液 【えんそけいしょうどくえき】
家庭用の塩素系漂白剤と同じ次亜塩素酸ナトリウム

の溶液。ノロウイルス、インフルエンザ、細菌などに強い殺菌力をもつ。マスク、ゴーグル、ゴム手袋をし注意して使用する。強アルカリ性で、酸性の液体と混ぜると猛毒の塩素ガスを発生する。

●塩素系漂白剤 【えんそけいひょうはくざい】

ほかの洗剤などと同時に使うと、猛毒の塩素ガスが発生し、吸い込むと死亡する危険があるため「まぜるな危険」と表示されている。強い酸化力と殺菌力がある。主成分は次亜塩素酸ナトリウム。消毒、漂白に使う。

●円背 【えんぱい】

骨粗鬆症で背骨が変形し、背中が丸くなった状態。

●エンパワーメント

人やグループが自分たちのもつ潜在能力を知り、意思決定や問題解決ができるように力を得ること、または力を引き出すこと。

●延命治療 【えんめいちりょう】

治療をしても回復の見込めない患者に対して、人工呼吸や人工栄養等によって延命を図る方法。

お

●応益負担 【おうえきふたん】
　所得などに関係なく、自分が受けた利益に応じて負担すること。一方、所得など自分の能力に応じて負担することを応能負担という。

●黄疸 【おうだん】
　肝臓、胆嚢に異常があり、ビリルビンという物質が増加して肌の色が黄色くなる症状。眼球の白い部分が黄色くなってからわかることがある。

●悪寒 【おかん】
　寒け。ふるえを伴った寒けを悪寒戦慄という。熱の出始めに生じることが多く、高熱になってしまうとやむ。

●おくすり手帳 【おくすりてちょう】
　複数の医療機関から、同じ薬効の薬を重複してもらったり、薬効が打ち消し合う薬をもらったりすることを防ぐために薬の履歴をまとめた手帳。薬剤師が確認できるように、患者が一人一冊もち、違う薬局で処方された薬を含め、処方されたすべての薬を記載することが望ましい。

●悪心 【おしん】
吐き気。嘔気ともいう。

●オストメイト
大腸や膀胱の病気で、ストーマ（人工的な排泄口）をもつ人のこと。

●オトガイ
頤と書く。下顎のこと。または、あご先。

●オブラート
錠剤や粉薬を包んで飲みやすくする薄い半透明のような膜。水に溶ける。薬の数が多い場合は、数個ずつオブラートに包んでまとめると、服薬しやすくなる。

●オープンクエスチョン／クローズドクエスチョン
オープンクエスチョンは「○○に対してどう思いますか？」のようにさまざまな答えを引き出す質問法で、クローズドクエスチョンは「犬は好きですか？」など限られた答えを得るための質問法。コミュニケーション障害のある人への質問法としては、クローズドクエスチョンが適している。

●音楽療法 【おんがくりょうほう】
リズム感覚や聞くことで気分を改善するなど、音楽の持つ力を利用して心身を健康に導く治療法。

か

●介護医療院 【かいごいりょういん】

介護保険施設の1つ。要介護高齢者の長期療養・生活施設として、2017（平成29）年の介護保険法改正で、新たに創設された。

●介護過程 【かいごかてい】

情報収集・課題の把握（アセスメント）→介護計画の立案→実施→評価という介護の一連のプロセス。

●介護給付 【かいごきゅうふ】

介護保険で、要介護者が、サービスを利用する際にサービス費として支給されるもの。居宅介護サービス費、地域密着型介護サービス費、施設サービス費のほか、福祉用具購入費、特例居宅介護サービス費などがある。また、要支援者に対する給付は予防給付という。

●介護記録 【かいごきろく】

介護職員が介護内容、利用者の状態を記録するもの。利用者への理解度を高めるため、利用者への継続的で一貫した介護のため、また介護はチームで行われるので情報の共有などを目的として作成されている。

●介護支援専門員 【かいごしえんせんもんいん】

ケアマネジャー。介護保険制度で介護を必要とする人がその人らしい生活ができるよう支援するコーディネーターの役割をする。要介護者等のアセスメント、ケアプランの作成、サービス担当者会議の開催、各職種の連絡・調整、評価を行う。

●介護認定審査会 【かいごにんていしんさかい】

保健・医療・福祉の専門家で構成され、要介護認定の審査と判定を行う市町村が設置する機関。

●介護福祉士 【かいごふくしし】

国家資格。高齢者、障害者の身の回りの援助だけでなく、その人らしい生活を実現するための相談援助なども行えるよう資質を向上することが求められている。

●介護扶助 【かいごふじょ】

生活保護法に規定された8種類の扶助の1つ。介護保険制度の創設に伴い、生活保護法の一部が改正されて創設されたもの。介護保険法で規定された要介護者および要支援者が対象となる。

●介護報酬 【かいごほうしゅう】

介護給付費。各種サービスに対する費用を厚生労働大臣の定める基準により算定したもの。サービス提供

事業者には、利用者負担を除いた残りの額が支払われる。

●介護保険 【かいごほけん】

高齢者を社会全体で支える社会保険方式の仕組み。それ以前の措置制度ではなく、利用者がサービスを選択でき、応益負担を特徴とする。

●介護保険事業計画 【かいごほけんじぎょうけいかく】

介護保険を円滑に実施するため、地方公共団体が作成する事業計画。市町村が作成する「介護保険事業計画」と都道府県が作成する「介護保険事業支援計画」がある。

●介護保険審査会 【かいごほけんしんさかい】

被保険者代表、市町村代表、公益代表からなる第三者機関で、被保険者からの市町村の処分に対する不服申し立てを審議する。

●介護保険法 【かいごほけんほう】

「介護の社会化」を目的に1997（平成9）年制定、2000（平成12）年施行の法律。ドイツに次いで世界で2番目に制定された公的介護保険法である。以後、何度かの改正が行われている。

●介護保険四施設 【かいごほけんよんしせつ】

特別養護老人ホーム(特養)とよばれる介護老人福祉施設、老健とよばれる介護老人保健施設、医療機関である介護療養型医療施設、介護医療院の4つ。このうち、介護療養型医療施設は2023年度末までに廃止予定。

●介護予防 【かいごよぼう】

要支援の高齢者が増加傾向にあることから、要介護状態へ進むことを防ぎ、改善を図ること。介護保険法による介護予防では、介護給付とは別に予防給付があり、また地域支援事業の介護予防・日常生活支援総合事業において介護予防・生活支援サービス事業、一般介護予防事業が行われている。

●介護予防・日常生活支援総合事業
【かいごよぼうにちじょうせいかつしえんそうごうじぎょう】

単に「総合事業」ともいう。65歳以上の高齢者を対象に、介護予防と自立支援を目的に実施する。介護保険法改正により、2017(平成29)年4月から、全市町村で実施されることとなった。

●介護療養型医療施設
【かいごりょうようがたいりょうしせつ】

介護保険施設の1つで都道府県知事から指定を受け、基準に達した病院・診療所。2023年度末に廃止予定。

●介護老人福祉施設 【かいごろうじんふくししせつ】

入所する原則要介護3以上の要介護者に対し、施設サービス計画に基づいて日常生活上の世話や機能訓練、健康管理、療養上の世話を提供する介護保険施設。老人福祉法による特別養護老人ホーム（特養）であるが、都道府県知事等により介護保険上の指定を受ける必要がある。定員29人以下の場合は地域密着型介護老人福祉施設。

●介護老人保健施設 【かいごろうじんほけんしせつ】

老健ともいう。在宅復帰をめざす要介護者が入所する施設。短期入所療養介護、通所リハビリテーション、訪問リハビリテーションも行う。

●疥癬 【かいせん】

ヒゼンダニが皮膚に寄生することで、かゆみや皮疹を生じる感染症。皮膚の下に疥癬トンネルを掘って棲みつき、線状に皮疹ができる。免疫の低下している人は重症化して感染力の強いノルウェー疥癬となる。

●改訂長谷川式簡易知能評価スケール
【かいていはせがわしきかんいちのうひょうかすけーる】

→HDS-R（p.7）

●ガイドヘルプ
→移動支援（p.18）

●海馬 【かいば】
大脳にある記憶などを司る部位。アルツハイマー病やうつで萎縮する。

●下顎呼吸 【かがくこきゅう】
死が近いときの呼吸。息を吸おうと努力してあごを下げるような呼吸をする。

●化学療法 【かがくりょうほう】
がんや結核などの薬物療法をいう。複数の薬を組み合わせることもある（多剤併用）。抗がん剤は副作用が強く、嘔気や脱毛などを起こすことがある。

●下気道 【かきどう】
上気道に対し、喉頭以下、気管、気管支、肺までをいう。

●核磁気共鳴画像法 【かくじききょうめいがぞうほう】
→MRI（p.9）

●喀痰 【かくたん】
痰を吐く（喀出する）こと、または吐いた痰のこと。病気の兆候として、痰に血が混ざったり（血痰）、

量が多くなったりする。痰がからむとゼロゼロという音がする。痰を喀出しやすくするためには水分の摂取を促す。

●拡張期血圧 【かくちょうきけつあつ】

いわゆる"下"の血圧。心臓が血液を全身に送り出した後に肺から血液が入ってきて膨らんだ（拡張）ときの血圧をいう。

●ガーグルベースン

うがい受け。顔に沿うような形でカーブになっている。

●陰干し 【かげぼし】

直接日光に当てず、乾燥させること。紫外線による変色や傷みを避ける方法。

●過呼吸（過換気）発作 【かこきゅう（かかんき）ほっさ】

精神的な原因で呼吸が多くなり（過呼吸）、血中の二酸化炭素が減り血液がアルカリ性になる（アルカローシス）ことで、しびれやめまいを引き起こす。対処法として知られていた紙袋を口に当てて呼吸することは、勧められなくなってきている。

●ガス交換 【がすこうかん】

肺で外界から取り込んだ空気から酸素を取り入れ、

体内の二酸化炭素（炭酸ガス）を空気中に排出する、酸素ガスと炭酸ガスを交換するはたらき。肺の毛細血管で行われる。

● **画像診断** 【がぞうしんだん】

レントゲン、CT、MRIなどの機器を使って、体内の様子を画像にして診断する検査。

● **カタルシス**

本来は抑圧された感情を解き放つ治療法を指していたが、最近では、面接やレクリエーション療法、遊戯、芸術的創作など緊張発散効果のある行為をよぶようになった。

● **喀血** 【かっけつ】

肺、気管支からの出血を吐き出すことをいう。咳とともに泡の混じった赤い血が出る。吐血は黒っぽい血になる。

● **合併症** 【がっぺいしょう】

ある病気が別の病気を引き起こすこと。糖尿病の三大合併症など。

● **家庭血圧測定** 【かていけつあつそくてい】

正確な家庭血圧計を用い毎日、定期的に血圧を自己測定すること。白衣高血圧による不必要な降圧剤治療

を避けることや、診察室での血圧が正常でも日常の血圧が高い仮面高血圧を見逃さないようにするために行う。起床後1時間以内、排尿して朝食・服薬前と、就寝前のいずれも安静時に測定する。日本高血圧学会では家庭血圧が135/85mmHg以上を高血圧としている。

●カテーテル

血管や尿道などから体内に挿入するチューブ。風船のように膨らむバルーンカテーテルは、抜けにくい利点のある尿道留置カテーテルや、動脈を広げるような治療に使われる。

●カニューレ

体内に挿入するパイプ状の用具。チューブともいう。気管に挿入する気管カニューレがよく使われる。

●カフ

空気が入る袋(バルーン)状の医療用具。人工呼吸器の気管切開チューブの先端についていて、誤嚥や空気漏れを防ぐ。

●仮面様顔貌 【かめんようがんぼう】

パーキンソン病や顔面神経麻痺などでみられる仮面のように無表情な状態。顔面の筋肉が固まって動かないために起こる。

●鴨居 【かもい】
障子やふすま、ドアなどの上の部分の横木のこと。

●カリウム
元素記号K。細胞内液に多く含まれる電解質成分で、細胞の浸透圧の維持、神経伝達に関わる。

●カルシウム
元素記号Ca。骨や歯に99％あって骨格の維持のほか、生体や細胞の機能に関わる電解質成分。

●加齢黄斑変性症 【かれいおうはんへんせいしょう】
加齢に伴って、眼底にある視力に関係する黄斑部分に異常が生じ、視力が低下していく疾患。

●カロテン
カロチンとも呼ばれるカロテノイド色素で、ニンジン、オレンジ、カボチャなどに含まれる。ビタミンAの前駆体で、小腸や肝臓の酵素反応によりビタミンAとなり、皮膚や粘膜組織の損傷を防ぐはたらきをもつ。

●カロリー
熱量の単位で、単位はcal。水を1℃上げるのに必要な熱量をいう。1,000cal=1kcalで、栄養学においては1キロカロリーを1カロリーとよぶ。

●肝炎 【かんえん】

A型、B型、C型などウイルスによる肝炎、アルコール性肝炎などがある。A型は経口感染、B型、C型は血液感染。利用者の血液がついたものは感染のおそれがあるものとして扱う。

●眼窩 【がんか】

頭蓋骨にあいた眼球の納まる穴。

●寛解 【かんかい】

病気の進行の過程で、発病し急速に悪化した状態より症状が落ち着いてきたり、症状がなくなった状態。治癒に向かう場合もあるが、再発する可能性もある。白血病などは、寛解と再発を繰り返すことがある。

●感覚器 【かんかくき】

外界からの光、音、におい、味など刺激を受け取る器官。五感である視覚は眼、聴覚や平衡感覚は耳、嗅覚は鼻、味覚は舌、触覚は皮膚が担当する。

●眼球 【がんきゅう】

視覚を司る感覚器。表面から、角膜、虹彩、水晶体、硝子体、網膜などからなり、視神経に続く。

●緩下剤 【かんげざい】
便秘の際に用いる、ゆるやかに便通を促す薬。

●間歇性跛行 【かんけつせいはこう】
閉塞性動脈硬化症のために起こる歩行障害。足が痛くて歩けなくなるが、しばらく休むと回復しまた歩けるようになるのが特徴。

●看護要約 【かんごようやく】
→サマリー（p.80）

●カンジダ
普段から人の性器や口のなかにいる真菌の一種カンジダ・アルビカンスなどが免疫力の低下した人に感染して起こる。口に発症すると鵞口瘡とよばれ、口中に白い苔のようなものがつき、容易に取れない。

●感情失禁 【かんじょうしっきん】
泣くほどでも笑うほどでもない事柄に対し、泣いたり笑ったりする現象。認知症の周辺症状（BPSD）やうつなどの精神疾患でみられる。

●感情鈍麻 【かんじょうどんま】
感情の起伏がなく、悲しい場面や楽しい場面でも正常な感情反応の出ない状態。統合失調症の陰性症状、うつ病、パーキンソン病などでみられる。

●眼振 【がんしん】

意思とは関係なく眼球がふるえること。動いている電車から外を見ているとき、眼球が左右に振れているのを鉄道眼振という。病気では、弱視を伴う先天性のもの、内耳の障害によるものなどがある。

●関節可動域 【かんせつかどういき】

→ROM（p.12）

●関節軟骨 【かんせつなんこつ】

関節は2つの骨が連結する部位で、それぞれの骨の先を覆い、骨同士が直接ぶつかって損傷しないようにするのが関節軟骨。長年使うことで摩耗して、変形性関節症に発展することもある。

●関節リウマチ 【かんせつりうまち】

膠原病のひとつ。女性の発症が多く、症状として朝のこわばり感が出現する。全身のあらゆる関節が順に炎症を起こし、関節の変形、運動障害を起こす。

●汗腺 【かんせん】

皮膚にある汗を出す器官。全身の皮膚に分布し、体温を調節するエクリン腺と、腋窩、陰部などにあるアポクリン腺がある。

●感染経路 【かんせんけいろ】

病原体をもつ人からほかの人へ病原体が伝わっていく経路。①接触感染、②飛沫感染、③空気感染、④媒介物感染、⑤媒介動物感染がある。

●感染症 【かんせんしょう】

伝染病ともいう。細菌やウイルスなどの病原体が体内に入り、病気を引き起こす。

●感染症法 【かんせんしょうほう】

「感染症の予防及び感染症の患者に対する医療に関する法律」のこと。主な感染症を5分類している。

●肝臓 【かんぞう】

右上腹部にある消化器のひとつ。からだの化学工場といわれ、血液中の糖をグリコーゲンに変え、有毒物質を分解し、胆汁をつくる。"沈黙の臓器"ともいわれ、障害があっても自覚症状がほとんどない。再生能力が強く、切除しても残りが再生する。

●含嗽 【がんそう】

うがいのこと。

●浣腸 【かんちょう】

便秘の解消や腸内容の確認のために、肛門から直腸、結腸に液体を入れること。

●陥入爪 【かんにゅうそう】
巻き爪のこと。爪の両側が皮膚に食い込んだようになる。

●鑑別診断 【かんべつしんだん】
ある症状が出ているときに、考えられる疾患を除外していき、診断を確定すること。

●緘黙 【かんもく】
器質的な障害がないのにしゃべらない状態。抗精神病薬の副作用である悪性症候群の症状のひとつ。

●管理栄養士 【かんりえいようし】
国家資格。厚生労働大臣の免許を受けて、食事を継続的に提供する施設での栄養指導・管理や、医療施設における傷病患者への栄養指導・医療を伴う給食の管理などを行う。

●還流 【かんりゅう】
体内の循環で、血流やリンパ液が末梢から心臓に還ること。

●灌流 【かんりゅう】
体内の循環で、血流やリンパ液が末梢にまで行きわたること。または、液体を流し込むこと。血管を通し

て薬剤を標的となる臓器に運んだり、臓器に灌流液という液体を流し込んで洗浄したりする。

●緩和ケア 【かんわけあ】
終末期の患者などに対して延命よりも苦痛の軽減を重視して、QOLの維持・改善をめざす医療。ターミナルケアやホスピスケアともよばれる。

き

●既往歴／既往症 【きおうれき／きおうしょう】
その人がこれまでにかかった病気のこと。

●機械浴 【きかいよく】
介護者の援助があっても入浴が困難な利用者に対して、いすに腰かけたまま、またストレッチャーに寝たまま入浴させる方法。

●気管支 【きかんし】
気管が左右2つの肺に分岐するところから始まり、肺に入ってどんどん分岐を重ね細くなり、肺胞で終わるまでの部分。

●気管支拡張症 【きかんしかくちょうしょう】
気管支の壁の障害により、慢性的に気管支が拡張してしまう状態。咳、痰、血痰などがみられ、進行する

と全身的に障害が発生する。

● 気管切開 【きかんせっかい】

　鼻や口からの呼吸ができなくなった人に、人工呼吸器を取り付けるためにのどに孔をあけること。声帯に空気が通らないので声が出なくなるが、スピーチカニューレを用いることで話ができるようになる。気管切開をしている人の痰の吸引は、研修を受けた介護福祉士、介護職員等ができる行為。

● 気管内挿管 【きかんないそうかん】

　緊急に気道確保をする場合や手術時などに口からチューブを入れ、人工的に換気をすること。

● 利き手交換 【ききてこうかん】

　脳卒中や外傷などで利き手が使えなくなった場合に、使えるほうの手で字を書いたり、実用できるようにすること。

● 気胸 【ききょう】

　肺胞の一部が袋状になりそれがやぶれて、肺側の胸膜に穴があいて肺の空気が抜けてしまった状態。胸痛や息苦しさが起こる。やせた若い男性に多い。

● 起居動作 【ききょどうさ】

　仰臥位から起き上がり、立つまでの一連の動作。

ADLの自立の基本となる。

●起座呼吸 【きざこきゅう】

呼吸困難が起こったときに、仰臥位よりも座って上体を起こしたほうが楽になる呼吸。

●きざみ食 【きざみしょく】

高齢者など噛み砕く力が弱くなった人のために、食物を細かく切って食べやすくしたもの。ミキサー食と比べ、食べる人にとっては形は変わっても何を食べているかがわかる利点がある。

●義歯 【ぎし】

入れ歯。食事を口から食べるために、義歯がぴったり合っていることが重要になる。夜は外して水のなかに保管し乾燥を防ぐ。清掃の際は落として破損しないように洗面器などの上で洗う。

●義肢装具士 【ぎしそうぐし】

国家資格。手や足の一部を失った人のために義手、義足や、機能障害を補うための装具を製作し、その人に合ったものに仕上げる仕事を行う。

●基礎代謝量 【きそたいしゃりょう】

精神的・肉体的に安静な状態で生命維持のために消費されるエネルギー量のことで、成人では1日1,200〜

1,500kcalといわれる。

●基礎年金制度 【きそねんきんせいど】

国民年金を基礎とし、その上に、厚生年金、共済年金、国民年金基金、その上に厚生年金基金、確定給付企業年金などが上乗せされている制度。

●吃音 【きつおん】

言葉が円滑に出なかったり、無音が続いたりする言語障害。

●気道 【きどう】

呼吸器の空気の通り道。鼻、鼻腔、口腔、咽頭、喉頭を上気道、気管、気管支を下気道という。風邪は上気道感染。肺炎は下気道感染。

●気道確保 【きどうかくほ】

緊急時、呼吸を維持するために気道がふさがらないようにすること。まず、あご先を上げ後頭部を下げ後屈する。エアウェイという器具を使うこともある。

●キーパーソン

医療や介護の場では看護や支援の中心となり、本人の代わりに決定力をもつ人のこと。主に本人の家族や保護者があたる。

●記銘力 【きめいりょく】

新しく物事を覚えること。短期記憶。認知症では、記銘力の障害が起こる。

●逆性石けん 【ぎゃくせいせっけん】

塩化ベンザルコニウムや塩化ベンゼトニウムなどの殺菌剤。普通の石けんとは逆のプラスイオンに帯電することから逆性石けんとよばれる。洗浄力はなく、ウイルスには効かない。

●ギャッチベッド

頭側と足側が上げ下げできるベッド。名称は、アメリカ人医師ギャッチにちなむ。

●キャリア

保菌者。体内に病原菌をもっているが、病気が発症していない人。ほかの人にうつす可能性をもつ。

●吸引 【きゅういん】

吸引器を使って痰や分泌物を吸い出すこと。

●吸気 【きゅうき】

呼吸のうち、息を吸い込むこと。

●救急救命士 【きゅうきゅうきゅうめいし】

国家資格。医師の指示のもと救急救命処置を行う。

救急車で傷病者を搬送する間、静脈確保、気道確保、アドレナリン投与などが行える。

● 救護施設 【きゅうごしせつ】

身体・精神の障害をもち生活に困窮する人の日常生活を扶助する生活保護法に基づく施設。日常生活支援、リハビリテーション、就労支援、通所事業などを行う。

● 吸入薬 【きゅうにゅうやく】

ネブライザーなどの機器を使って口や鼻から吸い込む薬。喘息、肺疾患、鼻疾患などの薬がある。

● 仰臥位 【ぎょうがい】

あおむけに寝た体勢のこと。横向きは側臥位という。

● 共感 【きょうかん】

コミュニケーション技術のひとつで、対象者の心のなかの状態を体験的に理解することで、表面的な理解とはまったく異なる理解ができる。

● 行事食 【ぎょうじしょく】

四季折々の伝統行事や誕生日などの際に食べる食事をいう。旬の食材を使った料理や好物を取り入れるなどの工夫をこらしたもの。

●狭心症 【きょうしんしょう】

心臓自体に酸素を供給する冠動脈が、何らかの原因で細くなった状態。胸痛が出現し、数分で消失する。放置すると心筋梗塞へ進行する可能性がある。

●胸水 【きょうすい】

肺を包む2枚の膜の間（胸腔）に存在する摩擦を減らすための液体。その量が炎症などで異常に増えてたまったものを胸水貯留という。

●共生型サービス 【きょうせいがたさーびす】

高齢者福祉サービスと障害者福祉サービスが、同一の事業所で受けられるというもの。2017（平成29）年の介護保険法改正で位置付けられたサービス。

●強直 【きょうちょく】

関節が固まってしまうこと。リウマチなどでみられる。

●共同運動 【きょうどううんどう】

脳卒中の後遺症で、ひとつの動作をしようと思うと、それにつられ、その動作に必要のない動きが出てきて目的の動作の邪魔をすること。

●強迫 【きょうはく】

精神疾患のひとつ。自分ではおかしいとわかってい

る考えや行動を繰り返してしまうこと。手を何度も洗わずにはいられない潔癖症やガスの元栓を何度も確認してしまう行為などがある。

● **虚血性心疾患**　【きょけつせいしんしっかん】

狭心症、心筋梗塞など、心臓自体に酸素や栄養を供給する冠動脈が詰まったりして障害が起こる病態像。

● **起立性低血圧**　【きりつせいていけつあつ】

急に立ち上がったときに血液が心臓より下の臓器にたまり、立ちくらみ、めまい、動悸、失神などの症状が出る。高齢者では薬の作用によることもある。

● **近位／遠位**　【きんい／えんい】

からだの中心から近いほうのことを近位、遠いほうを遠位という。たとえば、大腿骨の腰側は近位、膝側は遠位。

● **菌交代症**　【きんこうたいしょう】

腸内細菌をはじめ、体内には何も病気がないときでもたくさんの種類の細菌が数のバランスを保って棲みついている。抗生物質を投与することにより、このバランスが崩れ、ある種類の細菌が異常に増え、病気を引き起こすこと。

●筋固縮 【きんこしゅく】

パーキンソン病でみられる筋肉の動きの固さ。

●金銭管理 【きんせんかんり】

利用者に対する日常生活活動の観察ポイントのひとつ。認知症や障害などのために金銭の管理が困難になった人に代わり、福祉サービス利用援助事業として金銭管理をする事業もあり、利用者が増えている。

●筋電図検査 【きんでんずけんさ】

まひや筋力の低下の原因を探る検査。電極針を筋肉に刺す方法と電極を貼る方法がある。略称はEMG。

く

●苦情処理 【くじょうしょり】

介護サービスなどへの利用者の苦情を処理するシステム。介護保険に制度として位置づけられており、居宅介護支援事業者などサービスを提供する事業者は、苦情を受け付ける必要がある。また、市町村や国保連(国民健康保険団体連合会)も苦情を受け付ける。

●口すぼめ呼吸 【くちすぼめこきゅう】

口をすぼめて長くゆっくり息を吐く(呼気)ことで、呼吸の効率を上げる方法。COPDの人のリハビリテーションによい。

●屈曲／伸展 【くっきょく／しんてん】

関節を曲げることを屈曲、伸ばすことを伸展という。

●区分支給限度基準額 【くぶんしきゅうげんどきじゅんがく】

居宅サービスについて、いくつかのサービスを1つの区分としてまとめ、その範囲内でサービスを利用し保険給付を受けることのできる限度額のこと。要介護度に応じて定められている。限度額の上限を超えた場合は原則として自己負担となる。

●区分変更 【くぶんへんこう】

要介護・要支援状態の区分の変更の認定を市町村に申請すること。認定の有効期間前に、要介護・要支援の状況が変化した場合に申請できる。

●くも膜 【くもまく】

脳脊髄は、髄膜(硬膜、くも膜、軟膜)という3枚の膜に覆われているが、くも膜は、硬膜と軟膜の間にある膜。

●くも膜下出血 【くもまくかしゅっけつ】

脳を守る硬膜、くも膜、軟膜の3枚の髄膜のうち、くも膜と軟膜の間に出血が生じる疾患。急激で初めて体験するようなひどい頭痛が最初の兆候となることが

多い。早急な対応が必要である。

● グラスゴー・コーマ・スケール

　意識障害の評価方法の1つ。「開眼」「最良言語反応」「最良運動反応」の3つの要素について診断し、合計点で意識レベルを測定する。1974年、イギリスのグラスゴー大学によって発表され、世界的に広く使用されている。

● クリティカルパス（クリニカルパス）

　入院から退院までの治療のスケジュール。検査、処置、リハビリテーションなどの予定が書かれ患者と共有される。

● グリーフケア

　大切な人を亡くした人々への支援のこと。

● クーリングオフ制度 【くーりんぐおふせいど】

　訪問販売や割賦販売などでの契約後、ある一定の期間に限り、無条件で契約解除ができる制度。

● グループホーム

　認知症対応型共同生活介護。認知症の人が少人数で共同生活を行うことにより、認知症の進行を遅らせることを目的とした施設。

●クロックポジション

視覚障害者に対して物の位置を知らせる方法。時計の文字盤にたとえて、主菜は何時の位置、副菜は何時、のように伝えることにより、視覚障害者の自力での食事を可能にする。

●訓練等給付 【くんれんとうきゅうふ】

障害者自立支援法における自立支援システムで、自立訓練、就労移行支援、就労継続支援、共同生活援助を行うサービス。

け

●ケア

高齢や障害により自立して生活することが困難な人に対し、介護、お世話することをいう。

●ケアカンファレンス

利用者に関わるケアサービス担当者と利用者・家族が参加して居宅サービス計画の内容を検討する会議のこと。サービス担当者会議ともいう。

●ケアプラン

居宅サービスなどの介護サービスの利用計画のこと。介護支援専門員(ケアマネジャー)が、要介護・要支援者の生活課題を解決するために作成する計画。

● **ケアマネジャー**
→介護支援専門員（p.32）

● **経管栄養**　【けいかんえいよう】
　経口的に食事がとれない場合に鼻や胃に管を通して栄養を補給する方法。胃に管を通す場合は手術により胃瘻をつくる。

● **経口感染**　【けいこうかんせん】
　口から病原体のついた食物を摂取することでの感染。細菌による食中毒やA型肝炎などの感染形態。

● **携行持続腹膜透析**　【けいこうじぞくふくまくとうせき】
→CAPD（p.5）

● **経口電解質補正液**　【けいこうでんかいしつほせいえき】
　脱水などで体内の水分、ナトリウム、カリウムなどの電解質のバランスが崩れているときに、口から飲むことで補正することができる。マグネシウムやリンなども入っていることがスポーツドリンクとの違いである。とろみがついているものもあり、高齢者には飲みやすい。

● **経口ブドウ糖負荷試験**　【けいこうぶどうとうふかしけん】
　75gOGTTという。主に糖尿病を診断するときに行

われる検査。空腹時の血糖値、75gのブドウ糖を飲んで1時間後、2時間後の血糖値を測る。

● 経口補水液　【けいこうほすいえき】

水に食塩とブドウ糖を溶かした電解質溶解液で、脱水状態を予防・改善する治療にも使われる。略称はORS。

● 痙性麻痺　【けいせいまひ】

脳卒中（のうそっちゅう）の初期に起こる後遺症で、筋肉が緊張して固まった状態。拘縮（こうしゅく）につながる。

● 傾聴　【けいちょう】

カウンセリングやコーチングにおけるコミュニケーション技術のひとつ。ただ聞くのではなく、相手に共感しつつ、話を遮（さえぎ）ることなく聴くこと。

● 経皮内視鏡的胃瘻造設術
【けいひないしきょうてきいろうぞうせつじゅつ】

誤嚥（ごえん）性肺炎の危険などから口から食べることができない人に、腹部に孔をあけ胃にチューブを通してそこから栄養剤を注入する栄養補給方法。注入時には上体を起こす姿勢が望ましい。略称はPEG。

● 軽費老人ホーム　【けいひろうじんほーむ】

老人福祉施設のひとつ。有料老人ホームより利用費

が安いことから軽費という。A型、B型、ケアハウスがある。

●傾眠 【けいみん】

刺激をすると目を覚ますが、放っておくと眠り込んでしまう状態。意識障害や睡眠障害で起こる。

●契約締結審査会 【けいやくていけつしんさかい】

日常生活自立支援事業で、認知症高齢者、知的障害者、精神障害者などで判断能力が不十分な人が福祉サービスを利用する際に、契約内容や本人の判断能力などの確認を行う。

●痙攣 【けいれん】

ひきつけのように、筋肉の不随意的な収縮が発作的に起こること。

●下血 【げけつ】

消化管での出血が肛門から排泄されるもの。胃や十二指腸での出血は消化液により変色してタール便となる。大腸からの出血は赤みがある。

●血圧 【けつあつ】

血液が血管にかける圧力。血圧が高いほど、血流の勢いがよく、血管を傷つける可能性がある。傷ついた血管は動脈硬化になりやすい。

● **血液一般検査** 【けつえきいっぱんけんさ】

　採血をして、赤血球、白血球、血小板の数などを調べ、機能に異常がないかをみる検査。

● **血液ガス分析** 【けつえきがすぶんせき】
→動脈血ガス分析（p.150）

● **血液凝固検査** 【けつえきぎょうこけんさ】

　血が固まりにくくないか、出血しやすい傾向にないかを知るために、耳たぶを小さく傷つけ出血させる検査や、採血して血液を凝固させる成分を調べる検査などがある。

● **血液検査** 【けつえきけんさ】

　採血をして、血液からからだの状態を調べる検査。血液一般検査、血液凝固検査、血液生化学検査、腫瘍マーカーなどがある。

● **血液生化学検査** 【けつえきせいかがくけんさ】

　採血をして、血液に含まれるさまざまな成分を化学的に分析し異常がないかをみる検査。肝機能、腎機能、脂質代謝、電解質などを調べる。

● **結核** 【けっかく】

　結核菌による感染症。肺結核だけでなく、腎臓、

腸、喉頭、皮膚結核などさまざまな臓器の結核がある。脊椎カリエスは骨に発症した結核。かつては国民病といわれていたが、ストレプトマイシンの普及により激減した。近年、再興感染症として警戒される。

● **血腫** 【けっしゅ】

内出血した血液がたまったもの。転んだときに頭を打って起こる硬膜外・硬膜下血腫などがある。

● **血漿** 【けっしょう】

血液から血球（赤血球、白血球、血小板）を除いた液体成分で、血液の約半分を占める。採取した血液に抗凝固剤を入れ、遠心分離させることで、上澄みとなり採取できる。

● **血清** 【けっせい】

血液を試験管などに入れ放置したときに、沈殿した赤い血球成分の上澄みにできるうす黄色の液体成分。血漿から線維素原と凝固因子を除いたもの。

● **血栓** 【けっせん】

血管内で血液の成分が固まったもの。血流に乗って移動し、細い血管で詰まり、さまざまな障害を発生させる。

●血痰 【けったん】

血の混じった痰。呼吸器系の疾患が疑われる。

●結腸 【けっちょう】

大腸のうち、盲腸と直腸を除いた部分。大腸は口側から、盲腸、上行結腸、横行結腸、下行結腸、S状結腸、直腸となり、肛門となる。おなかの右から"の"の字形になっている。

●血便 【けつべん】

目で見て赤い血が付着しているか混じっている便。大腸の肛門に近いところからの出血の場合が多い。

●ケリーパッド

ベッドに寝たままで洗髪ができるゴム製の用具。

●幻覚 【げんかく】

脳の疾患、精神的な障害、薬物中毒などでみられる。あるはずのないものを見たりする。

●健康の定義 【けんこうのていぎ】

WHOによって、「健康とは、完全に、身体的、精神的および社会的によい(安寧な)状態であることを意味し、単に病気でないとか、虚弱でないということではない」と定義されている。

●健康寿命 【けんこうじゅみょう】

介護を必要とせず、健康で自立した生活をできる期間のこと。2000年にWHOが提唱した。平均寿命から医療や介護を受けて生きている期間を引いたもので、2013年で、平均寿命と健康寿命は男性で約9年、女性で約12年の差があった。

●健康日本21（第2次） 【けんこうにっぽんにじゅういち】

2011（平成23）年に策定された、2013年度から2022年度までの「21世紀における第二次国民健康づくり運動」のこと。2000年度から2012年度まで実施された「健康日本21」の評価結果を踏まえて策定された。

●言語聴覚士 【げんごちょうかくし】

国家資格。障害で言葉を失った人や言葉の発達の遅れがみられる子どもなどのコミュニケーション能力の回復、開発を支援する職種。また、嚥下障害にも対応する。略称はST。

●倦怠感 【けんたいかん】

だるさのこと。身の置きどころがないなどと表現される。病気や薬の副作用が原因のことがある。

●見当識障害 【けんとうしきしょうがい】

失見当識。見当識とは、自分がいまいる場所、時間、状況の認識。それらが失われてしまい混乱してい

る状態を失見当識、見当識障害という。認知症や脳卒中などでみられる。

●現病歴 【げんびょうれき】

いまかかっている疾患が、いつどのようにして始まり、どのような経過をたどっているかということ。

●現物給付 【げんぶつきゅうふ】

社会保障給付のうち、現物やサービスで支給すること。金銭以外で行われる給付で、金銭によるものは現金給付あるいは金銭給付という。

●権利擁護 【けんりようご】
→アドボカシー（p.15）

こ

●降圧剤 【こうあつざい】

血圧を下げる薬。カルシウム拮抗剤、利尿剤などがある。自分の判断で勝手に服用をやめたりすると、急に血圧が上がる危険があるので、医師の指示どおりに服用することが大切。

●構音障害 【こうおんしょうがい】

「ろれつが回らない」状態（発音がうまくできない）のこと。舌、口唇、咽頭などの構音機関の麻痺な

どが原因で起こる障害。

●交感神経系 【こうかんしんけいけい】

副交感神経とともに自律神経を構成する末梢神経でからだ中に分布する。交感神経が興奮すると血圧が上昇し、心拍数が増加する。

●後期高齢者 【こうきこうれいしゃ】

75歳以上の高齢者をいう。後期高齢者医療制度の対象。

●口腔ケア 【こうくうけあ】

口腔内を清潔に保つために、うがいや歯みがき、義歯の手入れなどを行うこと。うがいにより食物の残渣を出すことができ、歯ブラシで歯の表面のほか、歯間、上あご、舌をやさしくブラッシングすることで、虫歯や歯周病を防ぐことができる。口や舌を動かすことで嚥下機能の低下を防ぐケアも指す。

●合計特殊出生率 【ごうけいとくしゅしゅっせいりつ】

一人の女性が一生のうちに産む子どもの数の平均。人口を維持できる水準は2.07とされるが、日本は2005年に最低の1.26となって以降、近年は多少上向きとなり、1.4台で推移している。

●高血圧（症）【こうけつあつ（しょう）】

収縮期血圧140mmHg以上、または拡張期血圧90mmHg以上をいう。血圧が高いと、血管を流れる血流の勢いがあるので、血管が枝分かれしているところなどに傷をつくりやすく、それが動脈硬化の原因になる。

●抗原【こうげん】

体内に入った異物のうち、抗体をつくり免疫反応を引き起こす物質。免疫反応で異物は体外に排出される。アレルギーは特定の抗原に対して過剰な免疫反応を起こすこと。

●膠原病【こうげんびょう】

リウマチ熱、関節リウマチ、全身性エリテマトーデスなどの総称。それらの疾患では、膠原線維が同じような変化を示す。

●抗酸化作用【こうさんかさよう】

ホメオスタシス（恒常性）を乱し、老化、動脈硬化、がんなどを引き起こす物質である活性酸素にはたらきかけ、からだを守る作用。

●高次脳機能障害【こうじのうきのうしょうがい】

頭部外傷や脳卒中などで言語、認知、行為、知的能力など高次の脳機能（高次脳という脳があるわけでは

ない)にダメージを受けると、記憶障害、注意障害、遂行機能障害、行動障害が現れる。一見すると障害のない人と同じような印象を受けるが、集中力がなくなった、記憶ができない、突然怒り出すなど仕事や生活に支障をきたす。

● **拘縮** 【こうしゅく】

関節が固まって可動域が制限されること。生活不活発病などで動かさないことにより拘縮が進む。

● **甲状腺** 【こうじょうせん】

首の中央にある蝶が羽を広げたような形の内分泌腺。表面に上皮小体(副甲状腺)といわれる別のはたらきをする内分泌腺がある。

● **公租公課** 【こうそこうか】

国や地方公共団体が公の目的のために課す公的負担(国民負担)で、「公租」は国税や地方税など、「公課」は租税以外の負担金、分担金など。「租税公課」ともいう。

● **抗体** 【こうたい】

体内に抗原が侵入したことにより、からだがつくり出す物質。これが体内にあるかどうかをみることで、アレルギーや病気の感染がわかる。

●叩打法 【こうだほう】

タッピングのこと。痰を出やすくするために、背中などを叩き、胸壁に振動を与える方法。

●高たんぱく食 【こうたんぱくしょく】

たんぱく質の補給を目的とした食事。熱傷や骨折などによるたんぱく質代謝亢進状態や、肝硬変やネフローゼ症候群などによる低たんぱく血症の際にとる。

●巧緻動作 【こうちどうさ】

物をつまむ、ボタンをかける、箸を使う、書くなど、筋肉をコントロールして初めてできる細かい動作。作業療法の訓練になる。

●公的年金制度 【こうてきねんきんせいど】

国民皆年金制度のこと。20歳以上の国民がすべて加入する国民年金と、会社員が加入する厚生年金の「2階建て」。働く世代が高齢者世代を支える世代間扶助を特徴とする。

●喉頭蓋 【こうとうがい】

気管と食道の間にあり、飲食物が喉頭を通過するときに気管に入り込まないように動く蓋。

●口内炎 【こうないえん】

口腔粘膜に円形の白い潰瘍ができるもの。1週間ほ

どで治るが、一度に何個もできることがあり、痛みも強いので食欲に影響する。

● **更年期障害** 【こうねんきしょうがい】

閉経をはさむ前後10年間に、女性ホルモンの変化で起こる。突然熱くなるホットフラッシュ、めまい、耳鳴り、動悸、血圧の変動、舌痛など自律神経失調症から、うつなどの精神症状まで、人によって症状や、その程度はさまざま。

● **公費負担** 【こうひふたん】

租税を財源とする国および地方公共団体の負担。介護保険の場合、公費と保険料でそれぞれ50％ずつで賄われる。公費の割合は原則として国25％、都道府県12.5％、市町村12.5％となっている。

● **個別化の原則** 【こべつかのげんそく】

相談者を「誰とも違う唯一の存在」として捉え、個々のニーズや生活状況に合った対応をすること。バイステックの7原則の1つ。

● **硬膜** 【こうまく】

脳脊髄は、表皮の下に頭蓋骨、脊椎骨に保護され、髄膜（硬膜、くも膜、軟膜の3枚の膜からなる）に覆われているが、硬膜はその一番外側の膜。くも膜は、硬膜と軟膜の間にある膜。

● **高齢化率** 【こうれいかりつ】

　総人口に占める65歳以上の割合。社会の高齢化の進み具合をみる。日本では、少子化も進んでいることから、2017年には27.7％で4人に1人、2065年には38.4％で2.6人に1人が高齢者となる。

● **高齢者医療確保法** 【こうれいしゃいりょうかくほほう】

　高齢者の医療確保に関する法律。高齢者が適正な医療を受けられるようにすることを目的とする。

● **高齢社会** 【こうれいしゃかい】

　高齢化率が14％を超える社会。21％を超えると超高齢社会となる。日本では1994年に高齢化社会（高齢化率7％）から高齢社会、2007年からは超高齢社会になった。少子化も進んでいることから社会保障制度崩壊の危機も叫ばれる。

● **高齢者虐待防止法** 【こうれいしゃぎゃくたいぼうしほう】

　「高齢者虐待の防止、高齢者の養護者に対する支援等に関する法律」のこと。養護者（家族など）だけでなく、介護施設従事者などによる高齢者の虐待を防ぐための法律。

● **誤嚥** 【ごえん】

　むせや咳で食道に入るべき食物、唾液などが誤って

気管に嚥下されてしまうこと。誤嚥性肺炎の原因になる。一度胃に入ったものが逆流して気管に入ることもある。食事の際と食後しばらくは上体を起こしておくことが予防になる。

● **五感** 【ごかん】

視覚、聴覚、触覚、嗅覚、味覚のこと。

● **股関節** 【こかんせつ】

骨盤をつくる左右の寛骨と大腿骨をつなぐ関節。寛骨臼のくぼみに大腿骨頭が入り込んでいる。転倒により骨折することが多い。

● **呼気** 【こき】

呼吸のうち、息を吐き出すこと。

● **小刻み歩行** 【こきざみほこう】

パーキンソン病の症状で、歩幅が狭く足を引きずったような歩き方。

● **呼吸器** 【こきゅうき】

鼻、咽頭、喉頭、気管、気管支、肺からなり、ガス交換の役目をする。

● **呼吸の測定** 【こきゅうのそくてい】

バイタルサイン（生きている兆候のこと）のひと

つ。呼吸数は意識して変えられるので、利用者に測定していることを意識させないように、正確に1分間の呼吸数を数える。

●国際生活機能分類 【こくさいせいかつきのうぶんるい】
→ICF（p.8）

●国民皆年金制度 【こくみんかいねんきんせいど】
すべての国民が国民年金制度に強制加入し、基礎年金給付を受ける制度。

●50音表 【ごじゅうおんひょう】
コミュニケーション障害のある人が、"あかさたな"の50音が書かれているボードを指で指す、目で追うなどして会話をする用具。

●個人情報の保護 【こじんじょうほうのほご】
2005年に個人情報保護法が施行され、職業上知り得た個人の情報を許可なく漏らすことが禁じられている。

●5W1H 【ごだぶりゅーいちえいち】
情報、報告書の作成、連絡の場面での伝達を適切に行うためのポイント。①いつ（When）、②どこで（Where）、③誰が（Who）、④なぜ（Why）、⑤何を（What）、⑥どのように（How）のこと。

● **鼓腸** 【こちょう】

腹部膨満感と同様、おなかにガスが異常に発生する状態。薬の副作用の場合もある。

● **骨格筋** 【こっかくきん】

運動、姿勢の保持、内臓の保護などの働きをする。横に筋が入ったように見えるので、横紋筋ともいう。細い筋線維がまとまって束になり、筋膜に覆われ、腱で骨につく。

● **骨折** 【こっせつ】

骨が折れた状態。屈曲骨折、圧迫骨折、粉砕骨折、解放骨折などに分類される。

● **骨粗鬆症** 【こつそしょうしょう】

骨量、骨密度が減少した状態。閉経後の女性での発症が多く、軽度の力によって骨折しやすい状態となる。

● **骨代謝** 【こつたいしゃ】

骨はカルシウムの貯蔵庫だが、そのカルシウムが破骨細胞により体内に放出される骨吸収と、骨がつくられる骨形成が常に行われて新陳代謝している。

●骨盤 【こつばん】

腰の骨。左右の寛骨、仙骨、尾骨が靭帯で固く結びついて骨盤をつくる。

●骨密度 【こつみつど】

骨塩量。骨の成分であるミネラルの単位面積当たりの量。70％以下で骨粗鬆症といわれる。

●個別援助計画書 【こべつえんじょけいかくしょ】

利用者が抱える課題を明確化した後、課題解決のために作成する計画書のこと。利用者の希望を尊重しながら介護の到達目標、具体的な介護内容、実施方法を盛り込む。

●こむらがえり

足がつること。腓とはふくらはぎのことで、寝ている間や運動後に腓腹筋が痙攣することが多い。脱水が原因のこともある。

●コレクティブハウジング

高齢者住宅で、キッチン、トイレ、浴室のついた居室と食堂などの共有スペースをもつ居住スタイル。

●コレステロール

細胞膜を構成したり、ステロイドホルモン、胆汁酸の生合成の材料となるもの。人ではほとんどが体内

でつくられている。食品から取り入れられたコレステロールを血管内に運ぶものを悪玉コレステロール（LDL）といい、中性脂肪を取りすぎると血管にLDLコレステロールが付着して動脈硬化の一因となる。コレステロールを排出して動脈硬化を防ぐコレステロールを善玉コレステロール（HDL）という。

●根拠に基づいた医療 【こんきょにもとづいたいりょう】
→EBM（p.6）

●昏睡 【こんすい】
意識障害の最重症のもの。痛み刺激を与えてもまったく目をあけない。外傷、心臓発作、脳卒中発作、糖尿病での昏睡など原因はさまざま。

●コンセンサス
合意形成。複数の関係者の意見の一致を図ること。

●コンピュータ断層撮影 【こんぴゅーただんそうさつえい】
→CT（p.6）

●コンプライアンス
医療においては、医師の指示を守って服薬すること。最近は、患者も治療に同意し、意思決定をしているという意味からアドヒアランスという用語が使われる。一般的には、法令、条例、通達および法人が定め

る規則などを守り、社会人および企業として求められる倫理・社会規範を全うすること。

さ

●剤形 【ざいけい】
薬の製造工程では、薬効成分を用途によって投与しやすい形にする。錠剤、散剤、液剤、注射剤、カプセル、座剤、軟膏などがある。

●再興感染症 【さいこうかんせんしょう】
一時制圧されたが、再び流行し始めている感染症。結核が代表的。ほかに、百日咳、マラリア、ペストなどがある。

●在宅酸素療法 【ざいたくさんそりょうほう】
→HOT（p.7）

●在宅自己導尿の介助 【ざいたくじこどうにょうのかいじょ】
自己導尿とは自力で排尿できない人が尿道口にカテーテルを入れて定期的に排尿すること。介護者の介助はカテーテルの準備、導尿時の体位の保持をする。

●在宅人工呼吸療法 【ざいたくじんこうこきゅうりょうほう】
呼吸器に障害があったり、神経疾患のために呼吸しにくくなった人が自宅にて人工呼吸器を使用して呼吸

を確保すること。気管を切開する方法と気管にチューブを挿管する方法、非侵襲的なマスクを使う方法がある。

●在宅成分栄養経管栄養法
【ざいたくせいぶんえいようけいかんえいようほう】

腸管は正常でも嚥下障害などで経口的に栄養を摂取できない人に対して、栄養成分を配合した流動食を鼻や胃瘻の管から摂取させること。

●在宅中心静脈栄養法
【ざいたくちゅうしんじょうみゃくえいようほう】

経口的に栄養をとれない人に対して、生命維持に必要な栄養素を配合した高カロリー輸液を、上大静脈に留置したカテーテルを通して入れること。

●細胞診 【さいぼうしん】

細胞が、悪性か良性かをみるために、注射針で吸引したり、外科的に組織を取り調べる検査。

●作業療法士 【さぎょうりょうほうし】

国家資格。身体や精神に障害のある人に対して、日常生活動作の再獲得や社会復帰に向けて、その人に合った作業を通して訓練を援助する職種。略称はOT。

●作話 【さくわ】

記憶のないことに対して作り話をするが、それがあたかも本当のように思い込んでしまうこと。認知症の人の場合によくある。

●差し込み便器 【さしこみべんき】

尿・便意を感じることができる寝たきりの人に使用する便器。ゴム製、プラスチック製、ステンレス製など。厚みもいろいろある。

●サステイナブル

持続可能であるさま。将来の環境や次世代の利益を損わない範囲で社会発展を進めようとする理念。

●サニタリー

キッチンを除く水まわりのこと。洗面所、浴室、トイレなど。

●サービス担当者会議 【さーびすたんとうしゃかいぎ】

ケアカンファレンスともいう。利用者の介護に関係する介護支援専門員（ケアマネジャー）とサービス担当者、利用者・家族が参加して、居宅サービス計画の内容や利用者の状況を確認し、今後のサービスについて話し合うこと。

●サービス提供責任者 【さーびすていきょうせきにんしゃ】
訪問介護事業所などで訪問介護職員を統括する責任者をいう。

●サービス利用票 【さーびすりようひょう】
1か月に利用した介護保険サービス内容や時間を記録したもので、介護サービス事業者から利用者に提出される。

●サマリー
看護要約。患者の基本情報、病名、療養に必要な看護情報などを要約した書類。入院、退院、転院の際に、家族や次の受け入れ先（病院、施設など）に提出される。

●坐薬 【ざやく】
肛門、膣から入れる薬。

●白湯 【さゆ】
一度沸騰させた湯をさましたもの。ゆざましともいう。

●サルモネラ中毒 【さるもねらちゅうどく】
サルモネラ菌による食中毒。腹痛、嘔吐、下痢が主な症状。体力のない人は重症になることがある。鶏肉、卵を介しての感染が多く、ペットや感染者の糞便

から感染することもある。

●3-3-9度方式 【さんさんくどほうしき】

意識障害の程度を測る尺度。ジャパン・コーマ・スケール（JCS）の別称。コーマは昏睡のこと。Ⅰ～Ⅲ段階、それぞれ3項目で判断することから、3-3-9度とよばれる。

●酸素供給器 【さんそきょうきゅうき】

在宅酸素療法（HOT）で使用される酸素を供給する機器。酸素の供給源としては、酸素濃縮器、液体酸素装置、酸素ボンベの3種類がある。

●酸素系漂白剤 【さんそけいひょうはくざい】

過炭酸ナトリウム。穏やかな漂白力で色柄物も漂白できる。アルカリ性で、絹や毛には使えない。

●酸素濃縮器 【さんそのうしゅくき】

室内の空気を取り込み、酸素を取り出して濃縮する装置。電気で動くので、停電のときは内蔵バッテリのあるものが安心。災害時に備え携帯用酸素ボンベを用意する。火気に十分注意する。メンテナンスは供給業者が行う。

●酸素飽和度 【さんそほうわど】

動脈血のなかに酸素がどのくらい含まれているかを

示す値（SpO$_2$）。呼吸器に疾患をもつ人には、重要な意味をもつ。パルスオキシメーターで測ることができる。

● **酸素ボンベ** 【さんそぼんべ】

在宅酸素療法（HOT）で、酸素の供給源として使用する。携帯用として使われることが多くなってきている。残量の確認、火気に注意する。災害時も供給業者が対応するが、予備の酸素ボンベを用意しておく。

● **残存機能** 【ざんぞんきのう】

障害などを負っても、活用することができる残された機能。活用しないとその機能も低下するので、自立した生活のためには可能な限り残存機能の維持・向上を図っていく必要がある。

● **三動作歩行** 【さんどうさほこう】

自立度が低い人が杖を使って、常に杖と1脚の2点で姿勢を保持しながら歩く安定感のある歩行。

● **残尿感** 【ざんにょうかん】

尿が出切らず、まだしたい感じがすること。前立腺肥大、膀胱炎、神経因性膀胱、尿路の病気の症状の可能性がある。

● 残便感 【ざんべんかん】

　排便してもまだ肛門に便が残っているような感じがすること。腸の病気や便秘の状態で起こる。浣腸や摘便も必要となることがある。

し

● ジェネリック医薬品 【じぇねりっくいやくひん】

　後発医薬品。最初に開発された薬ではなく、同じ成分で後から製造・発売された薬。薬の開発には莫大な資金が必要だが、後発医薬品はその費用がいらないため、販売価格を安くできる。

● ジェノグラム

　家族図のこと。家族員の年齢、続柄、学歴など、さまざまな家族員の情報をひとつの図にしたもの。

● 支援費制度 【しえんひせいど】

　身体障害者および知的障害者がサービスを選択し事業者と契約するシステム。市町村から支援費の支給を受ける。

● 耳介 【じかい】

　耳の穴より外側の部分。耳は、耳介、外耳、中耳、内耳からなる。

●時間毎薬 【じかんごとやく】

体内の薬の血中濃度を一定に保つために、6時間毎、8時間毎など決められた時間の間隔で飲む薬のこと。抗生物質などに多い。飲み忘れたときのことを薬剤師に確認しておくとよい。

●ジギタリス

強心薬。ジゴキシン、ラニラピッドなどの商品がある。副作用は、不整脈、嘔吐など。草花のジギタリスは猛毒があり、古くから薬用に使われていた。

●支給基準限度額 【しきゅうきじゅんげんどがく】

介護保険の被保険者が可能な限り公平に介護サービスを利用できるように設定された限度額。福祉用具購入費、住宅改修、区分支給限度基準額、種類支給限度基準額がある。

●糸球体 【しきゅうたい】

腎臓の腎小体（ネフロン）をつくる糸球のように丸まった毛細血管。ボーマン嚢に包まれている。糸球体の毛細血管には穴があいていてたんぱくと細胞以外の水溶液をふるい落として原尿にする。大きさは直径0.2mmで、腎臓ひとつのなかに150万個ある。

●止血 【しけつ】

出血を止めること。軽い出血の場合は、まず出血部

位を確認し、傷口が汚れていたら流水で洗い流した後、ガーゼなどで出血部位を圧迫する。

● **耳垢の除去** 【じこうのじょきょ】

介護職員ができる「医行為でない行為」。耳垢は自然と排出されるが、たまると耳が詰まった感じがしたり音が聞き取りにくくなるため耳かきや綿棒でやさしく除去する。固い耳垢は出血のおそれがあるので耳鼻科で除去してもらうこと。

● **自己決定** 【じこけってい】

自分のことを人任せにせず自分で決めること。

● **死後のケア** 【しごのけあ】

→エンゼルケア（p.27）

● **事故報告書** 【じこほうこくしょ】

介護保険利用者の事故が発生したときに、事業者が市区町村に提出する報告書。事故の概要を正確、簡潔に記載する。家族への連絡も迅速に行う。

● **自殺企図／自殺念慮** 【じさつきと／じさつねんりょ】

心理状態のひとつで、自分のことを殺したくなる状態。自分への攻撃、逃避、抗議がその主な原因とされる。

●支持基底面 【しじきていめん】

からだが床に接している部分がつくる面積。足と足の間の幅が広く重心が低いほど、支持基底面が広い。ボディメカニクスの原則では支持基底面が広いほど安定する。

●脂質 【ししつ】

脂肪のこと。コレステロール、中性脂肪、リン脂質、遊離脂肪酸など。血液中の脂質の量が異常になった状態を脂質異常症という。

●脂質異常症（高脂血症）
【ししついじょうしょう（こうしけっしょう）】

メタボリックシンドロームのひとつ。以前は、高脂血症といわれていたが、LDLコレステロールと中性脂肪の増加に加え、HDLコレステロールの低下が問題であることがわかり、血液中の脂肪成分が異常であることを示す脂質異常症とよばれるようになった。

●歯周疾患／歯周病 【ししゅうしっかん／ししゅうびょう】

歯肉や歯槽骨などに炎症を起こしている状態。口臭や歯肉からの出血、歯が抜けるなどのほか、心内膜炎や糖尿病など全身に影響するので、治療が大切。

●自傷行為 【じしょうこうい】

認知症の周辺症状（BPSD）のひとつで、自分のか

らだを傷つけること。なぜそういう行為をしているかを理解することが解消につながる。

● **自助具** 【じじょぐ】

障害があっても残存機能を活かし、なるべく自分で日常生活動作ができるように工夫された用具。

● **自助グループ** 【じじょぐるーぷ】

健康増進のための勉強や活動をともに行うグループ。

● **耳朶** 【じだ】

耳たぶのこと。止血検査を行うときには耳朶を切開し、止血時間を測定する。

● **舌ブラシ** 【したぶらし】

舌苔など舌表面の汚れを取るためのブラシ。寝ている間に舌苔がたまるので、朝に掃除をするのが効果的。頻繁に行うと舌を傷つけるので1日1回程度にする。

● **市中肺炎** 【しちゅうはいえん】

施設や病院内で流行する院内感染症としての肺炎に対して、それ以外の場所で感染し発症する肺炎のことをいう。

●失禁 【しっきん】
尿や便が漏れてしまうこと。また、感情失禁は脳卒中後遺症や認知症で、怒りや悲しみの感情が普通より激しく出る状態。

●シックビル症候群 【しっくびるしょうこうぐん】
シックハウス症候群ともいう。建物のなかにいることで、めまい、頭痛、咳、のどの痛みが起こる。建材に含まれる化学物質などが原因となる。

●失見当識 【しつけんとうしき】
→見当識障害（p.64）

●失行 【しっこう】
失認とならび、脳卒中後遺症や認知症でみられる症状。ものの使い方がわからなくなったり、着衣失行といって服がうまく着られなくなったりする。

●失語症 【しつごしょう】
脳の障害により、言語の理解および話すことが障害された状態。知能障害、精神障害によるものは除外される。

●実施評価表 【じっしひょうかひょう】
介護実施後に計画どおり支援できたか、目標は達成できたか、方法はよかったかなどについて利用者の反

応から評価して記入する書類のこと。

● **湿疹** 【しっしん】

皮膚にできる炎症。皮膚が弱く乾燥しがちな高齢者がなりやすい老人性湿疹では保湿を心がける。免疫力、体力の低下した人は真菌による脂漏性湿疹にもかかりやすくなる。

● **失認** 【しつにん】

目で見て何だかわからないが、触ればわかるなど、ある感覚ではものを認識できないことをいう。人の顔がわからない、ものの名前がいえないなどさまざま。脳卒中後遺症では、左半側無視、左半側身体失認等がある。

● **自動採尿器** 【じどうさいにょうき】

尿を自動的に吸引できる用具。尿意があったときに自分で採尿部分を当てて吸引することができる。

● **視能訓練士** 【しのうくんれんし】

国家資格。眼科で検査や視力が低下した人のリハビリテーションをしたり、補助具のアドバイスをする。略称はORT。

● **死の三徴候** 【しのさんちょうこう】

瞳孔反応停止、呼吸停止、心停止を死の三徴候とし

て死の判定に用いられる。

● **市販薬** 【しはんやく】

医薬品のうち、一般用医薬品。OTC薬。処方薬に対して、薬局で買える薬。処方薬に比べて薬効が低いことから、副作用が少ない。

● **死亡診断書** 【しぼうしんだんしょ】

医師法に定められた様式で医師が書く患者の死亡を確認する書類。

● **死亡届** 【しぼうとどけ】

死亡診断書または死体検案書とともに人が死亡したことを7日以内に居住市区町村役場へ届け出る書類のこと。

● **市民後見人** 【しみんこうけんにん】

成年後見制度において、弁護士などの資格を持たない市民が、研修などを受けることで知識などを身に付け、家庭裁判所の審判によって選任される後見人。老人福祉法に規定されている。

● **社会参加支援施設** 【しゃかいさんかしえんしせつ】

身体障害者社会参加支援施設。居宅に近い環境で、身体障害者の自立と社会参加を促進することが目的。

●社会資源 【しゃかいしげん】

福祉のために使用するさまざまな制度やサービス。医療機器など物的資源、ボランティアなど人的資源を含む。

●社会福祉基礎構造改革 【しゃかいふくしきそこうぞうかいかく】

変化する福祉需要に対応するために行われる改革。社会福祉の量の拡大、社会福祉の質の向上、福祉援助を受ける立場の人の権利確保が基本理念である。

●社会福祉協議会 【しゃかいふくしきょうぎかい】

地域福祉を推進することが目的の社会福祉法人。市町村を活動の基本単位とする。

●社会福祉士 【しゃかいふくしし】

国家資格。社会福祉の専門職。身体、精神または環境上の理由により日常生活に支障が出た場合の助言、指導、援助を行う。

●社会福祉士及び介護福祉士法
【しゃかいふくししおよびかいごふくししほう】

社会福祉士および介護福祉士の資格、業務、役割を定め、質の向上を図ることによって福祉の推進をめざすことを定めた法律。

● 社会福祉主事 【しゃかいふくししゅじ】

社会福祉法において定義づけられている任用資格。都道府県や市町村に設置された福祉事務所で各種の業務を行う。

● 社会福祉法 【しゃかいふくしほう】

福祉サービス利用者の利益の保護と地域福祉の推進を目的に、社会福祉の理念や原則、社会福祉事業に共通する基本的事項を定めた法律。社会福祉事業法を改正・改称して2000年に公布。

● 社会保険方式 【しゃかいほけんほうしき】

年金制度で、被保険者が保険料を出し、それに応じた年金給付を受ける制度。これに対し、全額を税金で賄うことを税方式という。

● 視野狭窄 【しやきょうさく】

視野欠損と同様、視野が狭くなる。緑内障では少しずつ欠けていくので進行するまで気づかれないことが多い。同名半盲も視野狭窄のひとつ。

● 若年性認知症 【じゃくねんせいにんちしょう】

特定疾患。65歳未満で発症する認知症。脳血管性、アルツハイマー型、レビー小体型、前頭側頭型など、65歳以上の認知症と同じ原因で起こるが、若いだけに社会的な影響も問題となる。

●視野欠損 【しやけっそん】

視野が部分的に欠けた状態。加齢黄斑変性症や緑内障などの眼の病気や、眼や脳の血管が詰まることが原因となる。

●遮光保存 【しゃこうほぞん】

光により薬の成分が変化するため、光に当たらないように保存すること。遮光保存の必要のある薬は、眼薬などに多い。

●煮沸消毒 【しゃふつしょうどく】

沸騰したお湯に浸け、15分以上煮沸し、細菌、真菌、ウイルスなどを殺菌する方法。

●シャワーチェア

入浴の際に使ういす。キャリーがついていて、段差がなければ、ベッドから座ったままで浴室に移動できるタイプのいすもある。

●シャント

通常とは異なるルートを通る血流の状態。一般的には人工透析で十分な血液量を得るために動脈と静脈をつなぎ合わせることを指す。皮膚の下でつなぐ内シャントと皮膚の外でつなぐ外シャントがある。

●収縮期血圧 【しゅうしゅくきけつあつ】

いわゆる"上"の血圧。心臓から血液が拍出されたときに血管にかかる圧力のこと。

●重症急性呼吸器症候群
【じゅうしょうきゅうせいこきゅうきしょうこうぐん】

→SARS（p.12）

●就寝前薬 【しゅうしんぜんやく】

眠前と書かれることがある。睡眠薬は、寝る前に飲むことで効果を発揮する。

●重積発作 【じゅうせきほっさ】

発作が何度も重なって起こり、重篤な状態。てんかん、喘息などのときに起こることがある。

●住宅改修費 【じゅうたくかいしゅうひ】

介護保険サービスのひとつ。高齢者が在宅で安全に自立した生活を送れるように、手すりの取り付けや段差の解消など住宅の改修をするために支給される。

●羞恥心 【しゅうちしん】

恥ずかしいと感じること。排泄のケアでは羞恥心に配慮する。

●十二指腸潰瘍 【じゅうにしちょうかいよう】

十二指腸の粘膜に潰瘍(壁の一部が欠損した状態のこと)ができる病気。ピロリ菌やストレスなどが原因とされている。症状としては腹痛が最も多く、空腹時に起こりやすい。

●柔捻法 【じゅうねんほう】

マッサージをするときに、手を使ってもむこと。

●羞明 【しゅうめい】

光を異様にまぶしく感じ、眼に痛みを生じる状態。角膜炎、白内障など眼の病気である場合が多い。

●粥腫 【じゅくしゅ】

プラークともいう。アテローム性動脈硬化で、血管の傷ついたところにアテロームがたまり粥状のかたまりができる。

●縮瞳 【しゅくどう】

瞳孔が小さくなった状態。明るいところでは、猫の目のように瞳孔は小さくなるが、病気によるもの、縮瞳薬によるものもある。

●主治医 【しゅじい】

ある患者にとって主たる責任を有する医師のこと。かかりつけ医。介護においても重要な役割をもつ。た

とえば、要介護認定においても「主治医意見書」が必要とされる。

●**手段的ADL** 【しゅだんてきえーでぃーえる】
→IADL（p.8）

●**腫脹** 【しゅちょう】
炎症があり、腫れること。水分がたまって腫れる浮腫とは区別される。

●**守秘義務** 【しゅひぎむ】
業務上知り得た情報を理由なく漏らしてはいけないという義務のことで、公務員のほか、医療関係者、福祉関係者に対して義務づけられている。

●**受容** 【じゅよう】
介護者でいう場合は利用者のいうことを評価せずにすべて受け入れること。患者でいう場合は自分にふりかかった死や障害などを運命として受け入れること。スイスの精神科医キューブラー・ロスによれば、死の受容には、①拒否、②怒り、③取引、④抑うつ、⑤受容の段階があるといわれる。

●**腫瘍マーカー** 【しゅようまーかー】
血液を採取して、がんが産生する物質が血液のなかにないかを調べる検査。それぞれのがんにより物質の

種類は違う。がんの有無が完全にわかるわけではないが、がんがわかっている場合は進行具合や再発の指標となる。

●受理面接 【じゅりめんせつ】
→インテーク (p.22)

●循環器系 【じゅんかんきけい】
体内で、酸素、二酸化炭素、ホルモン、栄養、老廃物、リンパ液などを運搬する心臓、血管、リンパ系をいう。

●准看護師 【じゅんかんごし】
正看護師が国家資格なのに対し、都道府県知事により免許が交付され、医師、歯科医師、看護師の指示により看護を行う資格。

●消炎鎮痛剤 【しょうえんちんつうざい】
炎症を鎮めて痛みを取る薬。解熱鎮痛薬ともいう。ピリン系、非ピリン系、非ステロイド系などの種類がある。坐薬は速やかに鎮痛が図れる。

●障害者基本法 【しょうがいしゃきほんほう】
障害者の自立や社会参加の支援を目的に、その基本理念を定め、国・地方自治体の責務を明確にした法律。

●障害支援区分 【しょうがいしえんくぶん】

障害者等の障害の多様な特性その他の心身の状態に応じて必要とされる標準的な支援の度合を総合的に示す区分。厚生労働省令により区分1から6までが示されている。

●障害者自立支援法 【しょうがいしゃじりつしえんほう】

障害者の地域生活と就労を進め自立を支援する観点から2005（平成17）年成立した。それまで、身体障害、知的障害、精神障害に分かれていた福祉サービスを一元化し、市町村が行うこととした。地域生活支援事業、サービスの整備のための計画の作成、費用の負担などを定めた。2012（平成24）年改正され、名称も障害者総合支援法に変更となった。

●障害者総合支援法 【しょうがいしゃそうごうしえんほう】

2012（平成24）年6月公布、2013（平成25）年4月施行。従来の障害者自立支援法を改正したもので、障害の有無にかかわらず等しく個人として尊重されることなどを基本理念としている。正式名称は「障害者の日常生活及び社会生活を総合的に支援するための法律」。

●障害受容過程 【しょうがいじゅようかてい】

事故や疾病などで障害を負った人が、その障害を受け入れ、新たに生活を築いていくまでの過程。ショッ

ク→回復への期待→悲嘆→防御→適応（コーンの障害受容過程）などさまざまな考え方がある。

●障害福祉計画 【しょうがいふくしけいかく】

厚生労働大臣が定める障害者福祉計画の基本方針に即して、市町村・都道府県が3年ごとに定める計画。障害福祉サービスの提供体制の確保などの事項に関して作成する。障害者総合支援法に基づくもの。

●消化管 【しょうかかん】

口から肛門までの管。口から摂取した食物を消化し、栄養素や水分を吸収し、便を形成して排便をコントロールする臓器。

●消化器 【しょうかき】

消化吸収に関与する臓器で、口、食道から肛門まで、および肝臓、膵臓を指す。

●消化酵素 【しょうかこうそ】

消化を助ける物質。唾液、胃液、膵液、腸液に含まれる。炭水化物分解酵素、たんぱく質分解酵素、脂肪分解酵素がある。

●償還払い 【しょうかんばらい】

介護保険制度において、最初に利用者がサービス費をサービス提供事業者に全額支払い、後から市町村に

請求して払い戻しをするシステム。

●上気道　【じょうきどう】

喉頭より上の気道。鼻、咽頭、喉頭。風邪は上気道感染症。

●小規模多機能型居宅介護　【しょうきぼたきのうがたきょたくかいご】

高齢者が住み慣れた地域で長く居宅生活ができるようにするため、登録した利用者に通所、ショートステイ、訪問介護を行う。登録定員は29人以下。

●常在菌　【じょうざいきん】

人体や環境に生息している微生物。普段は人と共存しているが、何かのきっかけで病気を引き起こすことがある。

●上肢／下肢　【じょうし／かし】

上肢は四肢のうち、上半身の手、腕のこと。下半身の脚、足は下肢。

●小腸　【しょうちょう】

口側から、十二指腸、空腸、回腸となり、盲腸のところで大腸とつながっている。内側はひだの上に絨毛が存在し、延べ面積にするとテニスコート一面分といわれ、栄養の吸収に役立つ。

●情動 【じょうどう】

怒り、悲しみ、喜び、驚きなど、何らかの反応として現れる一過性の感情のこと。

●常同行動 【じょうどうこうどう】

認知症の周辺症状（BPSD）のひとつで、同じ動作をし続けること。不安、ストレスからのことが多い。

●消費期限 【しょうひきげん】

保存が利かない生菓子や弁当に記載されているもので、表示された保存法で保存した場合に食べても安全な期限をいう。

●賞味期限 【しょうみきげん】

缶詰やスナック菓子など冷蔵または常温で保存が利く食品に記載されているもので、おいしく食べられる期限をいう。日本農林規格（JAS）法と食品衛生法によって定義されており、主に長期間衛生的に保存できる加工食品に用いられる。

●静脈 【じょうみゃく】

二酸化炭素を多く含む血液を心臓に運ぶための血管。動脈より太く、ところどころに弁があり、血液を心臓に還しやすくしている。例外的に肺静脈には酸素の豊富な動脈血が流れる。手の甲などに青く浮き出て

いる血管が静脈。

●静脈注射 【じょうみゃくちゅうしゃ】

薬剤を静脈に注入することで、消化器を介さずに体内に入れることができる。点滴も静脈注射。

●静脈瘤 【じょうみゃくりゅう】

静脈の血管にはところどころに弁があるが、その弁が壊れてしまったり、血液の量が増えたことで起こる静脈のこぶ。肥満、立ち仕事の人がなることが多い。

●上腕 【じょうわん】

腕の肩から肘までの部位。上腕二頭筋は腕を屈曲するときに働き、力こぶになる。上腕三頭筋は伸展するときに働く。

●初回訪問時記録 【しょかいほうもんじきろく】

初回の訪問時に病歴、家族構成、介護状況、家屋の状況、ADL、サービス利用状況を記録する。

●食塩摂取量 【しょくえんせっしゅりょう】

1日に摂取する食塩の量をいう。日本人の1日の食塩摂取量は欧米と比べて高く11～12gといわれているが、2015年版「日本人の食事摂取基準」では男性8g未満、女性7g未満と設定された。

● **食間薬** 【しょっかんやく】

　胃のなかが空っぽになる食後2時間くらいに服用する薬。胃粘膜保護剤や漢方薬などで食間に飲むものがある。

● **食後薬** 【しょくごやく】

　食直後と食後30分と指示のあるものがある。胃のなかに食物が残っていることから、胃を荒らさずにすむ。吸収はゆっくりなので、効き目は遅い。飲み忘れが少ない利点がある。

● **食事介護** 【しょくじかいご】

　食事介護では、食べものを口に入れてから飲み込み胃にいたるまでの過程である「摂食・嚥下」の障害について理解すること、アセスメントでは利用者の食事の課題やニーズを明確にすることなどが求められる。

● **食事バランスガイド** 【しょくじばらんすがいど】

　1日に、何を、どれだけ食べたらよいかの目安をわかりやすくイラストで示したもの。健康で豊かな食生活の実現を目的に策定された「食生活指針」を具体的な行動に結びつけるため、2005（平成17）年、厚生労働省と農林水産省が共同決定した。

● **食事療法** 【しょくじりょうほう】

　高血圧や糖尿病患者が塩分制限やカロリー制限した

食事をとることが症状の悪化を防ぎ、治療や予防になるもの。

●食生活指針　【しょくせいかつししん】

厚生労働省が国民一人ひとりの食生活改善の指針として策定したもの。「食事を楽しむ」「食事のリズムから健やかな生活のリズムを」「主食、主菜、副菜を基本に食事バランスを」「ご飯などの穀類をしっかりと」「野菜・果物、牛乳・乳製品、豆、魚なども組み合わせて」「食塩・脂肪は控えめに」などがあげられている。

●食前薬　【しょくぜんやく】

漢方薬など、胃を荒らす副作用が少なく、胃に食物がないので早く吸収されることをねらって食前に飲む薬。

●褥瘡　【じょくそう】

皮膚の一部が持続的に圧迫されることで循環障害が発生し、皮膚と皮膚組織が壊死する状態。

●褥瘡予防用具　【じょくそうよぼうようぐ】

エアマット、ビーズパッド、クッションなど体圧を分散させる用具。ベッド上で使うものと、車いすで使うものがある。寝返りの打てる人では、あまりやわらかいマットにすると、自力での寝返りを妨げるので、

●食中毒 【しょくちゅうどく】

細菌やウイルスにより引き起こされ腹痛、嘔吐、下痢（時には血便）を症状とする胃腸炎をいう。周りに同じ症状の人がいないかを確認し、感染を広げない対策をとる。

●食直前薬 【しょくちょくぜんやく】

食事の直前に服用する薬。糖尿病の薬で、商品名グルコバイ、ベイスン、セイブルなどは、食後の過血糖を抑える目的で食直前に服用する。

●食品交換表 【しょくひんこうかんひょう】

糖尿病、腎臓病の患者が医師の指示に合った食生活の自己管理ができるよう、栄養価の同じ食品を別な食品に交換できるように工夫してある。

●食品成分表 【しょくひんせいぶんひょう】

正式には日本食品標準成分表といい、日常的に食べられている食品中の栄養素の標準的な数値を記載したもの。可食部100g当たりの栄養素が示されている。

●食品添加物 【しょくひんてんかぶつ】

食品の変質・腐敗防止（保存料・酸化防止剤）、味覚の向上（甘味料）、見た目をよくする（着色料）、栄

養価の強化（ビタミン剤）などのために製造時に加えるもので、天然由来添加物と化学添加物に分けられる。食品衛生法により規格・基準は決められている。

● **食品表示**　【しょくひんひょうじ】

国民の健康生活の改善を目的に食品に表示されるもので、食品衛生法、JAS法などに規定されている。食品の名称、原材料（調味料、食品添加物などを含む）、消費期限、保存方法、製造者名が一覧表になっている。

● **食物残渣**　【しょくもつざんさ】

口のなかに残った食物のかすのこと。高齢者の場合、咀嚼力の低下や嚥下力が弱くなることが原因で残る。

● **食物繊維**　【しょくもつせんい】

五大栄養素に加え重要な成分とされる。穀類、イモ、海藻、豆類などに多く含まれる、人の消化酵素では消化できない成分のこと。便秘の改善のほか、生活習慣病の予防に役立つことがわかっている。

● **除細動**　【じょさいどう】

心臓の電気信号の乱れから心筋が細かく動き、正常な鼓動を打てない状態を、電気や薬物により取り除く方法。

●ショック
大出血や心不全などで、血圧が下がり、生命の危険に陥っている状態。

●ショートステイ
介護保険サービスのひとつ。30日までの短期入所のこと。短期間入所することで、家族の介護負担の軽減になり、本人も機能訓練などを受けることによって相互にリフレッシュできる。

●処方薬 【しょほうやく】
市販薬と違い、医師が診察し、処方する薬。医療用医薬品。

●徐脈 【じょみゃく】
心拍数が1分間50回未満に落ちること。睡眠中などは徐脈になる。不整脈でみられることがある。

●自立支援 【じりつしえん】
支援を必要とする人が自分の意思で自分らしい生活を送れるように支援すること。介護における基本的な考え方。自立支援システムとして、自立支援給付と地域生活支援事業がある。

●自立支援医療 【じりつしえんいりょう】

自立支援給付のひとつ。身体障害者手帳をもつ人と児童、精神疾患で通院している人を対象に、医療費の自己負担額を公費で負担し軽減する制度。

●自立支援給付 【じりつしえんきゅうふ】

介護給付、訓練等給付、自立支援医療等、補装具が含まれ、国、都道府県、市町村が費用負担する。

●自律神経 【じりつしんけい】

運動や感覚を伝達するのではなく、自動的にからだの機能を調節するはたらきをしている神経。末梢神経で、交感神経、副交感神経からなる。

●自立度の評価 【じりつどのひょうか】

自立とはほかの人の援助を受けずに身体的や経済的に自分の力だけで生活を営むこと。自立度を測る方法としては、日常的な生活動作を自分で行えるかを食事、排泄、移動、移乗、コミュニケーション、社会的認知について評価するFIM（機能的自立度評価法）がある。

●シルバーサービス

民間の事業者が行う高齢者対象の事業。在宅サービス、住宅、福祉用具、余暇活動などがある。

●シルバーハウジング

高齢世帯向けのケア付き公営賃貸住宅。バリアフリー、緊急通報システムなどを備え、生活援助員（ライフサポートアドバイザー）が常駐し、安否の確認、緊急時の対応、一時的な家事援助などを行う生活支援サービスなどを提供される。

●しろそこひ
→白内障（p.172）

●心エコー 【しんえこー】

胸部にプローブを当て心臓の大きさや弁の動きなどを知る検査。エコーは超音波のこと。

●心気 【しんき】

気持ち、心持ちのこと。自分が病気ではないかと心配するノイローゼを心気症という。

●心悸亢進 【しんきこうしん】
→動悸（p.147）

●心筋梗塞 【しんきんこうそく】

冠動脈が完全に詰まり、詰まった先の心筋組織が壊死する疾患。心機能不全となり、死亡することもある。

● **神経系** 【しんけいけい】
中枢神経(脳、脊髄)と末梢神経からなる。

● **神経ブロック** 【しんけいぶろっく】
神経をブロックすることで、痛みを取る方法。

● **人権の尊重** 【じんけんのそんちょう】
介護職にとって欠かすことのできない絶対的な倫理。高齢者や弱い立場にある利用者は遠慮がちで、権利などの自己主張も少なくなることから、身近な代弁者として、人権を擁護する。

● **人工関節置換術** 【じんこうかんせつちかんじゅつ】
変形性関節症やリウマチなどで膝や股関節の損傷がひどい場合に、人工の関節を埋め込む手術。10～15年で交換が必要。

● **新興感染症** 【しんこうかんせんしょう】
かつては知られていなかったが、この20年間で新しく認識された感染症。エイズ、SARS、鳥インフルエンザ、腸管出血性大腸菌感染症などがある。

● **人工甘味料** 【じんこうかんみりょう】
食品に甘みをつける目的で使われる甘味料で、天然には存在せず、化学合成によりつくられたもの。サッカリン、アスパルテームなど食品衛生法の指定がある

もののみ使用されている。

●人工喉頭 【じんこうこうとう】

喉頭がんなどで、声が出せなくなった際の発声法には食道式と人工喉頭を使うものとがある。人工喉頭には、電気式と笛式がある。日常生活用具として助成がある。

●人工肛門 【じんこうこうもん】

→ストーマ（ストマ）（p.118）

●人工呼吸 【じんこうこきゅう】

自分で呼吸ができない人に、人工的に空気を送って呼吸を助ける方法。

●進行性核上性麻痺 【しんこうせいかくじょうせいまひ】

特定疾患。難病で、小脳など脳の特定の部位の神経細胞に障害が生じ、眼球運動の障害、認知症、歩行障害などが生じる。

●新ゴールドプラン 【しんごーるどぷらん】

1999年度で終了した高齢者保健福祉5か年計画。現在は、ゴールドプラン21。

●身上監護 【しんじょうかんご】

認知症高齢者、知的障害者、精神障害者など判断能

力の不十分な人の生活の安定と人権擁護のため、成年後見制度など法律的な助言、相談支援を行うこと。

● **寝食分離** 【しんしょくぶんり】

寝たきりの状態であっても寝るところと食事するところは分けて、寝たきり状態を改善させる介護方法。

● **心身症** 【しんしんしょう】

発症や経過に心理的な要因が関係しているが、からだの機能や器質的な障害が起こり身体症状を呈している疾患。

● **振戦** 【しんせん】

ふるえ。パーキンソン病の症状でもある。

● **心臓** 【しんぞう】

筋肉でできた袋で、なかに入っている血液をからだに送り出すポンプの役割をする。心臓自体が電気を発生して、その刺激で心筋を動かす。心臓に酸素を送るのは、冠動脈。

● **腎臓** 【じんぞう】

血液をろ過して、尿とからだに残す水分、電解質に分ける重要な臓器。ソラマメのような形で背中側に2個が対になっている。

●心臓マッサージ 【しんぞうまっさーじ】

心臓が止まっている人に対し、胸骨を圧迫することで、心臓を刺激し、動きを復活させる方法。

●身体介護 【しんたいかいご】

利用者の身体に直接接触して行う介助サービス、利用者の日常生活動作能力（ADL）や意欲の向上のために利用者と共に行う自立支援のためのサービスなど。

●身体拘束の禁止 【しんたいこうそくのきんし】

介護保険指定基準において禁止の対象となる具体的な行為。省令基準により禁止されている施設は、①特別養護老人ホーム、②介護老人保健施設、③介護療養型医療施設、④介護医療院、⑤短期入所生活介護事業所、⑥短期入所療養介護事業所、⑦特定施設入所者生活介護事業所、⑧認知症対応型共同生活介護施設（グループホーム）。

●身体障害者手帳 【しんたいしょうがいしゃてちょう】

視覚障害、聴覚障害、平衡機能障害、音声言語機能障害、咀嚼機能障害、肢体不自由、心臓機能障害、腎臓機能障害、呼吸器機能障害、膀胱・直腸機能障害、小腸機能障害、免疫機能障害（HIV）、肝臓機能障害の人で、障害程度の等級表や基準に基づき障害認定を受けた者に発行される手帳。手帳の提示により

サービス等が受けられる。

●身体障害者福祉司 【しんたいしょうがいしゃふくしし】

身体障害者福祉法に規定される任用資格。身体障害者の福祉に関する事務、相談・助言を行う。福祉事務所や身体障害者更生相談所で業務にあたる。

●身体障害者福祉法 【しんたいしょうがいしゃふくしほう】

身体障害者の自立と就労の促進、身体障害者への福祉の増進を図ることを目的に制定された法律。

●身体障害者補助犬 【しんたいしょうがいしゃほじょけん】

身体障害者補助犬法に定められている。盲導犬、介助犬、聴導犬。

●心的外傷後ストレス障害
【しんてきがいしょうごすとれすしょうがい】

過酷な体験を受けた後、日常で急に恐怖感や無気力、戦慄(せんりつ)が起こり、体験がフラッシュバックすることにより、社会生活が障害される状態。略称はPTSD。

●心電図 【しんでんず】

からだに電極を貼り、心臓が発する電気をとらえたグラフ。波形により不整脈、心筋梗塞、狭心症がわかる。

●心肺蘇生法 【しんぱいそせいほう】

心臓が止まっている人に対し、心臓マッサージを行い、呼吸と心拍を取り戻す方法。

●心拍数 【しんぱくすう】

心臓が1分間に拍動する数。普通は60〜80回。

す

●随意筋 【ずいいきん】

自分の意思で動く筋肉。骨格筋。

●膵臓 【すいぞう】

胃の裏側にある、膵液という消化酵素を出したり、インスリンなどのホルモンを分泌する器官。

●水痘 【すいとう】

水ぼうそう。水痘・帯状疱疹ウイルス（ヘルペスウイルス）による感染症。子どもの頃にかかることが多いが、体力が低下する高齢者になって、体内に潜んでいたウイルスが勢いを取り戻して帯状疱疹を引き起こすことがある。

●吸い飲み 【すいのみ】

寝たきりの人がベッド上でこぼさずに液体を飲めるようにした用具。

●水分補給 【すいぶんほきゅう】

高齢者はのどの渇きを感じにくくなったり、嚥下障害のために水分をとらなくなるので、水分不足に陥ることがある。こまめに水分をとるよう勧めること。

●水疱 【すいほう】

水ぶくれのこと。湿疹ややけど、水虫などさまざまな原因で生じる。

●睡眠時無呼吸症候群 【すいみんじむこきゅうしょうこうぐん】

睡眠中に発生する異常呼吸。睡眠中に舌が咽頭に入り込むため、一時的に吸気が止まる呼吸。起床時には発生しない。日中の猛烈な眠気の原因となる。肥満者に多い。

●睡眠障害 【すいみんしょうがい】

眠るのに時間がかかる入眠困難、ごく早朝や眠りの途中で起きてしまう中途覚醒等、熟睡感がないことが症状。

●水溶性食物繊維 【すいようせいしょくもつせんい】

果物に含まれるペクチン、海藻類に含まれるアガロース、こんにゃくに含まれるグルコマンナン、ごぼうやキクイモに含まれるイヌリンなどがある。コレステロールの吸収を防いだり、胃内で膨張して糖質の消

化管吸収を遅らせることで血糖値上昇を緩和するといわれている。

●水様便 【すいようべん】

下痢のときの便の状態のひとつ。水のような便。大腸の水分吸収機能が障害されて起こる。脱水に注意し、水分と電解質を補給できる経口電解質補正液などをとる。

●スクイージング

肺理学療法といい、喘息（ぜんそく）などで痰（たん）がたまってしまった人のために、患者の呼吸に合わせて手で胸郭（きょうかく）を押し、痰を喀出（かくしゅつ）しやすくする手技。

●すくみ足 【すくみあし】

パーキンソン病の人の歩行で、最初の一歩がなかなか出ないこと。出たと思ったらトトトトと速くなって止まれなくなる突進現象が起こる。

●スクリーニング

何らかの疾患の有無を検査によって振り分けること。

●スタンダードプリコーション

標準予防策。すべてのケアにおいて、感染症がなくても、血液、体液、汗を除いた分泌物、排泄物、傷の

ある皮膚を感染の可能性のあるものと考え、手洗い、手袋の着用などの予防策をとること。

●ステロイド

強い抗炎症作用があり、さまざまな炎症にとてもよく効く薬。免疫抑制作用もあり、膠原病やリウマチなどでも使用される。副作用も強く、素人が薬の増減をすることは危険で、医師によるコントロールが必要。特に、塗り薬は副作用をこわがって患者が自分で指示された量より少なくすることが多いが、悪化の原因になる。

●ストーマ（ストマ）

腸や膀胱の病気で肛門や尿道が使えなくなった人の排泄のために腹部に設ける排泄口。皮膚保護剤、フランジ、パウチからなる。パウチにたまった排泄物の廃棄のみならず、装具の装着も介護職員ができる行為。その際、皮膚のかぶれなどがないかも観察する。

●ストーマ（ストマ）の排泄物の処理
【すとーま（すとま）のはいせつぶつのしょり】

人工肛門、人工膀胱、ストーマは石けんで洗った手でゆっくり剥がし、内容物はトイレに流す。

●ストレッサー

体調不良、人間関係、仕事などストレスのもとに

なっている事柄。

●スーパーバイザー

熟練した指導者であり、実務に就く介護スタッフたちを陰から支え、助言や相談役、監督の業務を行う。

●スポンジブラシ

口腔ケアで、歯ブラシが使えない人の歯や歯ぐきを掃除するときに使う。

●スライドボード

寝たきりの人の体位変換を楽に介助するための板状の用具。

●スロープ

段差のあるところに据え付けて、段差を解消するための用具。

せ

●生活援助 【せいかつえんじょ】

身体介護とともに介護職員の業務のひとつ。炊事、洗濯、掃除など高齢者の生活の手伝いをする。2018(平成30)年度からは、生活援助を中心としたサービスの担い手を育成するための生活援助従事者研修が行われている。

●生活支援員 【せいかつしえんいん】

知的・精神障害者、認知症高齢者の権利を擁護するために市町村の福祉協議会から派遣される専門職。日常生活の金銭管理、福祉サービスの提供を行う。障害者施設にいる生活支援員は障害者の日常の支援や相談事にあたる。

●生活習慣病 【せいかつしゅうかんびょう】

長期の生活習慣の積み重ねで発生する疾患。がん、心臓病、高血圧、糖尿病、脂質異常症などがある。

●生活の質 【せいかつのしつ】
→QOL（p.12）

●生活不活発病 【せいかつふかっぱつびょう】

廃用症候群ともいう。寝たきりやこもりきりで生活に活気がなくなることが原因で、からだの機能が衰え、精神的にも不安定になる状態。何かができなくなるとさらに活動しにくくなるなど、悪循環を引き起こす。褥瘡や拘縮などの症状が起こる。

●生活福祉資金 【せいかつふくししきん】

低所得者世帯、障害者世帯、高齢者世帯を対象として、生活費などの貸し付けを行う。社会福祉協議会の業務。

●生活保護 【せいかつほご】

資産や能力を活用してもなお生活に困窮する人に、必要最低限の生活を保障し、自立を促す制度。

●生活保護法 【せいかつほごほう】

生活困窮者の保護、最低限度の生活の保障、自立支援を目的に制定された。

●生活歴 【せいかつれき】

家族、仕事、学歴、戦争の経験など要介護者が今日に至るまでの境遇などを指す。生活歴を知ることは要介護者の気持ちに合ったよりよい介護につながると考えられている。

●性感染症 【せいかんせんしょう】

性行為によって感染する。B型肝炎、アメーバ赤痢、エイズ、梅毒、性器クラミジア感染症、性器ヘルペスウイルス感染症、尖圭コンジローマ、淋病などがある。略称はSTD。

●正常圧水頭症 【せいじょうあつすいとうしょう】

脳脊髄液の流れが妨げられ、脳室に髄液がたまり、脳を圧迫することで、歩行障害、認知症、尿失禁が出る。

●精神安定剤 【せいしんあんていざい】

精神に作用して不安を除く、主に抗不安薬をいう。

●精神疾患の診断と統計マニュアル
【せいしんしっかんのしんだんととうけいまにゅある】

→DSM（p.6）

●精神障害者保健福祉手帳
【せいしんしょうがいしゃほけんふくしてちょう】

精神疾患をもち、長期に日常生活または社会生活に制約がある人のための障害者手帳。1〜3級まである。

●精神保健及び精神障害者福祉に関する法律
【せいしんほけんおよびせいしんしょうがいしゃふくしにかんするほうりつ】

精神障害者の社会復帰、自立、社会参加を目的にするとともに、福祉の向上をめざした法律。

●精神保健福祉士 【せいしんほけんふくしし】

国家資格。精神科ソーシャルワーカーともいう。精神科医療機関などで、精神障害者の生活を支援し、社会復帰のための助言や家族の支援を行う職種。略称はPSW。

●生存権 【せいぞんけん】

日本国憲法第25条第1項において、全ての国民が有すると規定されている「健康で文化的な最低限度の生

活を営む権利」。

●成年後見制度 【せいねんこうけんせいど】

認知症高齢者、知的障害者、精神障害者など、判断能力が不十分な人の後見人が財産管理、身上監護、権利擁護を本人に代わって行う制度。

●生命倫理 【せいめいりんり】

バイオエシックス。遺伝子工学、臓器移植、代理母出産など、医学の発展に伴い生じてきた生と死の問題を医学領域だけでなく社会の倫理的な見地から考えること。

●整容 【せいよう】

洗髪、洗顔、歯磨き、爪切り、着替えなどにより身なりを整えて清潔を保つこと。生活のリズムをつくり、生きる意欲をもたせるためにも必要な行為。

●世界保健機関 【せかいほけんきかん】

→WHO（p.13）

●セカンドオピニオン

診断、治療を自分で納得して選択するため、最初にかかった医師だけでなく、別の医師の意見も求めること。

●脊髄 【せきずい】

中枢神経のひとつで、背骨(脊椎)のなかにあり、脳と末梢神経をつないでいる。

●脊髄小脳変性症 【せきずいしょうのうへんせいしょう】

特定疾患。難病で、運動や平衡機能を司る小脳が障害され、歩行障害、手のふるえなど運動障害が生じる。

●脊髄損傷 【せきずいそんしょう】

事故などで背骨(脊椎)を骨折・脱臼したことで脊髄が損傷すること。脊椎は首から腰まで32〜35個あり、ひとつひとつから神経が出ている。上は腕から下は脚までその脊髄神経より下のからだの部位がまひすることが多い。

●脊柱 【せきちゅう】

背骨のことで、7つの頸椎、12の胸椎、5つの腰椎、5つの仙椎、3〜5つの尾椎からなる。このなかを脊髄神経が通っていてひとつひとつの椎骨から出ていく。

●脊柱管狭窄症 【せきちゅうかんきょうさくしょう】

特定疾病のひとつ。脊柱管が狭くなり、脊椎のなかに通っている神経を圧迫してしびれ、痛みなどの症状が出る。しばらく歩くと痛みが出て歩けなくなり、少し休むとまた普通に歩けるようになる間歇性跛行も特

●脊椎圧迫骨折　[せきついあっぱくこっせつ]

骨粗鬆症などで骨がもろくなっている人が尻もちをつくことなどで、椎体が潰れてしまった状態。腰痛があり、脊椎管狭窄症を伴うと、しびれや脚の痛みが現れる。しばらく安静にすることで治るが、長期臥床で寝たきりを引き起こさないよう、状態に応じて歩くなどのリハビリテーションをする。

●脊椎すべり症　[せきついすべりしょう]

つながっている脊椎が前後にずれて、前にすべったように見える。腰痛があり、脊椎管狭窄症を伴うと、しびれや脚の痛みが現れる。

●世帯　[せたい]

同じ住居で生活を一緒に行う社会の最小単位のこと。近年は一人住まいが増えており、この場合を単独世帯という。

●舌下錠　[ぜっかじょう]

薬の効果を速やかに出すため、舌の下に入れて溶ける成分を粘膜から吸収する薬。狭心症のニトログリセリンがある。咬んで飲み込んでしまうと吸収が遅れる。

● **赤血球**　【せっけっきゅう】
　酸素と二酸化炭素を運ぶ血液の成分。中央が凹んだ円盤状の形をしており、ヘモグロビンを多く含む。

● **舌根沈下**　【ぜっこんちんか】
　意識障害があるとき、口の筋肉がゆるんで舌の奥がのどに落ち込むこと。気道を塞いでしまう。

● **接触感染**　【せっしょくかんせん】
　病原体が人の手や指を介して伝わる感染経路。汚染された手でドアのノブを触ったり、トイレ介助の後に手を洗わず食事介助をするなどが原因で院内感染を引き起こすことが多い。

● **舌苔**　【ぜったい】
　舌についた苔のようなもの。高齢者に多い脱水や口腔カンジダ症のような感染症などで起こる。黒いものや茶色いものもある。

● **背抜き**　【せぬき】
　移乗や体位変換の際、背中側の着衣を引っ張って、しわのないように整えること。褥瘡の予防になる。

● **セミファーラー位**　【せみふぁーらーい】
　ベッドの頭側を仰臥位より15〜30度上げた姿勢。上半身が下にずれやすいので膝の下にクッションを入れ

るなどして安定させる。仙骨部に圧がかかり褥瘡(じょくそう)になりやすいので注意が必要。

●セルフケア
自分自身で健康管理を行うこと。

●前期高齢者 【ぜんきこうれいしゃ】
65歳以上を高齢者とするが、そのうちの65〜74歳までを前期高齢者という。

●全身性エリテマトーデス 【ぜんしんせいえりてまとーです】
特定疾患。難病で、自分自身の免疫が自分のからだを攻撃してしまう自己免疫性疾患。頬に蝶の形をした発疹ができたり、関節炎、臓器障害など全身に症状が出る。ステロイドなどで治療する。略称はSLE。

●せんす折り 【せんすおり】
タオルやシーツをせんすのように折り込むこと。シーツ交換時では使ったシーツを折りたたむことで、新しいシーツに汚れがつかないようにできる。

●尖足 【せんそく】
寝たきりの人が布団の重みなどで足が底屈(ていくつ)し、つま先立ちのように変形した状態。歩けなくなるので、足を直角に保つようにプロテクターを装着するなどして予防する。

●喘息 【ぜんそく】

アレルギー性の小児喘息と非アレルギー性の成人発症のものがある。咳、痰、のどがゼーゼー、ヒューヒューいう喘鳴が症状で、ひどくなると呼吸困難になり、死の危険もあるので早めの対処が必要。

●善玉コレステロール 【ぜんだまこれすてろーる】

HDLコレステロールのこと。コレステロールを排出するはたらきをもつ。肝臓でつくられ血漿における濃度が虚血性心疾患の発症と逆相関を示すことから善玉といわれている。

●蠕動運動 【ぜんどううんどう】

消化管（食道、胃、腸）がイモ虫のような動きをして食物、食塊を肛門の方向に向けて運んでいく運動。

●喘鳴 【ぜんめい】

呼吸するときに、のどの奥でヒューヒュー、ゼロゼロと音がすること。喘息や呼吸器の病気で気道が狭くなったり、痰が貯留することでなる。

●せん妄 【せんもう】

一時的に精神状態に異常をきたし、うわごとを言ったり幻覚や幻聴が生じること。病気の悪化や、高齢者が入院をしたとき、認知症の症状としてよくみられ

る。

●前立腺肥大症 【ぜんりつせんひだいしょう】

尿道を取り囲む前立腺が肥大し、尿道を狭めることから、尿の出が悪くなり、残尿感があるなど排尿に困難を生じる疾患。80歳以上の高齢男性の8割がかかる。完全に尿が出なくなる危険もあるので、注意が必要。

●前腕 【ぜんわん】

腕の肘と手首の間の部分。前腕には、小指側の尺骨と、親指側の橈骨がある。

そ

●双極性障害 【そうきょくせいしょうがい】

気分障害ともいう。躁状態とうつ状態が現れる。古くは躁うつ病といった。双極性障害の介護では、躁状態とうつ状態それぞれの状態に合わせた対応が必要となる。

●喪失体験 【そうしつたいけん】

家族や大切な人の死、失業など、いままで身の回りに存在していたものを失う体験。高齢期に多く体験する。

●爪床 【そうしょう】
爪の下の部分の皮膚のこと。

●爪肥厚 【そうひこう】
爪が厚くなっている状態。爪白癬が原因のことが多い。足浴をして爪をやわらかくしてから切るようにする。

●遡及適用 【そきゅうてきよう】
過去にさかのぼって法令を適用させること。介護保険では、例えば65歳に到達すれば、届出がなくとも、65歳到達の日にさかのぼって第1号被保険者資格を取得したものとして取り扱われる。また要介護認定の効力は申請日に遡及されると定められ、申請直後に利用したサービスも申請日において資格を取得したものとして保険給付の対象となる（遡及効）。

●側臥位 【そくがい】
横向きに寝た体勢のこと。あおむけを仰臥位という。

●塞栓 【そくせん】
血の塊、脂肪、空気、腫瘍の壊れたものが血管に詰まること。脳血栓や、肺血栓塞栓症など重大な事態になることがある。

●足浴 【そくよく】
利用者にいすに腰かけてもらい、湯を入れたバケツで足を温める部分浴。入浴ができないときの清潔援助として清拭と組み合わせることもある。

●そけい部 【そけいぶ】
鼠径部と書く。腹部とももの結合部分。大きな関節があり、大腿の運動を可能にしている。

●咀嚼 【そしゃく】
食物を歯で噛み砕き、舌で消化液である唾液と混ぜ合わせひと塊とする消化の最初の段階。

●咀嚼機能障害 【そしゃくきのうしょうがい】
→嚥下障害（p.27）

●ソーシャルワーカー
社会福祉士のこと。国家資格。障害のある人が日常生活を営むために相談、指導、福祉サービスについて助言する職種。略称はSW。

●粗大動作 【そだいどうさ】
巧緻動作のような細かい動作ではなく、おおまかな動作。ADLの自立に必要。

●措置制度 【そちせいど】

利用者が受けるサービスを、市町村が決めていくこと。介護保険制度以前の老人福祉制度で行われていた。現在は、基本的に自己選択と自己決定、契約に基づいてサービスが提供される。

た

●第1号被保険者 【だいいちごうひほけんしゃ】

介護保険制度で市町村に居住する65歳以上の高齢者をいう。

●体位変換 【たいいへんかん】

自分で寝返りできない人の体位を介護者が変えること。同じ体位で寝ていると褥瘡や圧迫痛、内臓の機能低下などが起こりやすく、これを防ぐために最低2時間ごとに行う。

●体位変換器 【たいいへんかんき】

寝たきりの人の体位変換を行う用具。エアマットの空気圧が電動で変わり体位変換するものと、スライドボードのように介助者が行うのを助ける用具がある。

●体温測定 【たいおんそくてい】

体温とは外部の気温に左右されない身体の温度をいい、主にわきの下、口腔で水銀体温計または電子体温

計で測定する。

●体格指数 【たいかくしすう】
→BMI（p.5）

●体幹 【たいかん】
いわゆる胴体。身体のうち頭、上肢、下肢を除いた部分。

●代謝 【たいしゃ】
栄養素を化学反応で合成して細胞やからだの成分にしたり、分解してエネルギーにするものと捨てる（排泄する）ものに分ける作用をいう。

●代謝異常 【たいしゃいじょう】
食事や酸素など外界から体内に取り込んで、エネルギーなど使いやすい形に変える代謝の機能に異常があること。代謝疾患には、糖尿病、痛風、先天性代謝異常などがある。

●大循環（体循環）【だいじゅんかん（たいじゅんかん）】
肺と心臓の間の循環である小循環（肺循環）に対し、心臓と全身の臓器・組織との循環をいう。

●帯状疱疹 【たいじょうほうしん】
からだの片側に帯状に痛みを伴う湿疹ができる。以

前かかった水ぼうそうのウイルスが体内に残っていて、体力や免疫力が落ちたときに再び活動を始めることで起こる。

● **対症療法** 【たいしょうりょうほう】

根本的に病気のもとを治す治療をするのではなく、いま出ている症状に対処する治療。風邪ならば咳止め、熱さましなど。

● **耐性菌** 【たいせいきん】

抗生物質の乱用により変異を遂げ、抗生物質が効かなくなった微生物。院内感染の原因となることがある。

● **大腿骨** 【だいたいこつ】

ももの骨。人体で一番長い。近位では大腿骨骨頭で股関節をなし、遠位は内顆、外顆が2方に張り出し膝関節をなす。

● **大腿骨頸部骨折** 【だいたいこつけいぶこっせつ】

大腿骨頸部は股関節で骨盤と連結している大腿骨頭に続く細くなっている部分なので、骨粗鬆症の人は転倒などで折れやすい。

● **大腸菌** 【だいちょうきん】

腸内細菌のひとつで、普通の環境のなかにも生息しており、下痢を引き起こす。病原性の強いものに、腸

管病原性大腸菌、腸管出血性大腸菌などがある。調理の際に加熱することで死滅する。

●大転子 【だいてんし】

大腿骨の近位端で大腿骨頸部と長い大腿骨体との境目の出っ張り。骨折しやすい。

●第2号被保険者 【だいにごうひほけんしゃ】

介護保険制度で市町村に居住し、医療保険に加入している40歳以上65歳未満の者をいう。

●代理受領方式 【だいりじゅりょうほうしき】

現物給付化のこと。介護保険では償還払いが原則であるが、利用者が支払いをしてから償還されるまでに時間がかかるので、市町村が利用者の代わりにサービス事業者に介護報酬を支払い、給付が行われたとみなす方式。

●多剤併用 【たざいへいよう】

たくさんの薬の組み合わせで治療の効果を上げる方法。がんや結核などで行われる。

●脱健着患 【だっけんちゃっかん】

まひや拘縮などの要介護者の衣服着脱の基本で、まひのない側（健側）から脱ぎ、まひのある側（患側）から着ること。これにより患側の動きを最小限にでき

る。

●脱水 【だっすい】

　体内の水分量が減った状態。過度の発汗、下痢、嘔吐、利尿薬の飲みすぎなどで起こる。痙攣、微熱、低血圧、頻脈、皮膚乾燥などの症状を呈する。電解質も失われることが多いので、水を飲むだけでなく、経口電解質補正液を飲むなど電解質の補給もしなければ悪化する。

●脱疽 【だっそ】
→壊疽（p.26）

●タッピング
→叩打法（p.69）

●多尿 【たにょう】

　正常なときの尿量は1日1,000〜2,000mL。3,000mL以上では多尿といえる。原因は、尿崩症、シェーグレン症候群など。糖尿病でも多飲多尿になる。

●多発性脳梗塞 【たはつせいのうこうそく】

　脳の小さな血管が詰まる、小さい穴という意味のラクナ梗塞がたくさん起こる。認知症や、振戦、無動がみられるパーキンソン症候群などの症状が出る。

●ターミナルケア

終末期(治癒する可能性がなくなった疾患を抱えた人の亡くなるまでの時期)医療ともいわれる。末期患者に対して身体的・精神的苦痛をやわらげ、残された人生をできるかぎり有効に過ごせるよう家族も含めて援助すること。

●胆汁 【たんじゅう】

肝臓でコレステロールからつくられる黄色の液体で、脂肪の消化を助ける。肝臓から絶えず流れ出す胆汁をためる袋が胆嚢。

●胆石 【たんせき】

肝臓でつくられる胆汁の成分が固まって、胆嚢や胆管に詰まったもの。右上腹部の強い痛み、悪心・嘔吐などの症状が出る。体外から超音波を当て胆石をくだいて自然に流す治療などがある。

●単独世帯 【たんどくせたい】

単身世帯。一人だけの世帯。

●胆嚢 【たんのう】

肝臓の下にくっついていて、肝臓でつくられた胆汁をためて濃縮するなすのような形の袋。食物が十二指腸に入ると収縮して胆汁を十二指腸に排出する。

●たんぱく質・エネルギー低栄養状態
【たんぱくしつ・えねるぎーていえいようじょうたい】

いわゆる栄養失調。やせ、腹水、肝臓腫大、免疫力の低下などをきたす。アルブミン値が3.5g/dL以下が低たんぱく質状態を指す。高齢者では食欲不振の原因が歯にあることもある。略称はPEM。

ち

●チアノーゼ

唇など皮膚が青紫色になること。もともと酸素含有量の少ない静脈血は青みがかっているが、動脈血も酸素欠乏することでチアノーゼになる。呼吸器や循環器の異常が原因。

●地域ケア会議 【ちいきけあかいぎ】

地域包括支援センター等が主催して、介護関係、医療関係、自治体職員など関係する多職種が高齢者の個別課題などの解決のため開催される会議のこと。

●地域支援事業 【ちいきしえんじぎょう】

市町村が行う被保険者が要介護状態等なることを予防し、社会に参加しつつ、地域において自立した日常生活を営むことができるよう支援する事業。必須で行う介護予防・日常生活支援総合事業、包括的支援事業と、介護給付等費用適正化事業、家族介護支援事業な

どの任意事業からなる。

●地域生活支援事業　【ちいきせいかつしえんじぎょう】

自立支援給付のひとつ。相談支援、コミュニケーション支援、移動支援（ガイドヘルパー）、日常生活用具の給付・貸与などの事業。

●地域包括ケアシステム　【ちいきほうかつけあしすてむ】

重度な要介護状態となっても、住み慣れた地域で自分らしい暮らしを人生の最後まで続けられるように、住まい・医療・介護・予防・生活支援が一体的に提供される体制のこと。団塊の世代が75歳以上となる2025年を目途に構築している。

●地域包括支援センター　【ちいきほうかつしえんせんたー】

市町村が設置主体となり、住民の保健医療の向上や福祉の増進を包括的に支援することを目的とする施設。主な業務は、介護予防支援及び包括的支援事業（①介護予防ケアマネジメント業務、②総合相談支援業務、③権利擁護業務、④包括的・継続的ケアマネジメント支援業務）。

●地域密着型サービス　【ちいきみっちゃくがたさーびす】

要介護高齢者などが住み慣れた地域で生活できるよう、市町村の責任でその市町村の住民を対象に行うサービス。2005(平成17)年の介護保険法改正で導入。

2018（平成30）年8月現在、「定期巡回・随時対応型訪問介護看護」など9種類のサービスがある。

●地域リハビリテーション 【ちいきりはびりてーしょん】

高齢者や障害をもつ人が、住み慣れた地域でその人らしい生活が送れるよう、保健、医療、福祉、ボランティア、住民を含めた生活にかかわるあらゆる人々や機関・組織が、リハビリテーションの立場から協力し合って行う活動。

●チェーンストークス呼吸 【ちぇーんすとーくすこきゅう】

異常な呼吸のひとつ。ゆっくり浅い呼吸、深く速い呼吸を繰り返したあと10〜20秒の無呼吸になる。高齢者では肺炎でなることがある。

●蓄尿バッグ 【ちくにょうばっぐ】

ハルンバッグともいう。尿道留置カテーテルで導尿をしている場合に使用する、尿をためるビニールの袋。袋のなかは菌が増殖し、感染しやすくなる。たまっている尿が逆流しないよう、袋を陰部より上にしてはいけない。

●チームアプローチ

多職種連携ともいう。違うサービスを提供する業者がチームを組んで問題の解決のための活動をすること。目標を業者間で共有することでサービスの質を高

めることが可能になる。

●チームケア

保健、医療、福祉などの専門家が協働してそれぞれの専門性を活かしながら問題の解決にあたること。

●中核症状 【ちゅうかくしょうじょう】

認知症で脳が萎縮、損傷したことが原因で起こる症状。記憶障害、見当識障害（失語、失行、失認）、実行機能障害をいう。認知症が進むことではっきりと現れてくる。これに付随して周辺症状（BPSD）がある。

●中心静脈栄養法 【ちゅうしんじょうみゃくえいようほう】

経口的に食事摂取できない場合の栄養補給を目的に、静脈から栄養素とエネルギーを含んだ輸液を投与すること。

●中枢神経系 【ちゅうすうしんけいけい】

神経系のうち、脳と脊髄からなる中枢部を指し、全神経の統合・支配などの役割を果たしている部分。末梢神経系が受けた刺激を受容し、応答指令を伝達する。

●中性脂肪 【ちゅうせいしぼう】

血液のなかにある脂質のひとつ。糖尿病、高血圧、

心疾患のときに高くなる。正常値は50〜150mg/dL。

● 中途覚醒 【ちゅうとかくせい】
不眠症の症状のひとつ。睡眠中に起きてしまい、すぐ眠れない状態。

● 中途障害者 【ちゅうとしょうがいしゃ】
事故や病気により、人生の途中で何らかの身体的障害を負った人のこと。

● 腸炎ビブリオ 【ちょうえんびぶりお】
夏に、アジ、イワシ、イカ、シラス干しなどの生の魚や貝を食べることで感染し、腹痛、嘔吐、下痢を引き起こす細菌。調理の際に、魚などを扱った包丁はよく洗い、まな板は、野菜に使用するものと別にするなどの注意をする。

● 腸閉塞 【ちょうへいそく】
→イレウス（p.20）

● 直腸 【ちょくちょう】
大腸の最終部分で、肛門に便を押し出す。

● 治療食 【ちりょうしょく】
入院患者の食事で、栄養素やエネルギー（カロリー）制限のある糖尿病や腎臓疾患などの患者に対して医師

の指示のもとに管理栄養士が献立を作成する。

● **鎮痛剤**　【ちんつうざい】

　消炎鎮痛剤、解熱鎮痛剤など痛みをやわらげる薬。

つ

● **対麻痺**　【ついまひ】

　からだを左右に分けたとき、左右両方が対になってまひする状態。片側だけのまひを片まひという。脊髄損傷やギラン・バレー症候群でみられる。

● **通院等のための乗車又は降車の介護**
【つういんとうのためのじょうしゃまたはこうしゃのかいご】

　訪問介護のサービスの1つ。利用者の通院等のため、訪問介護員などが、自ら運転する車両への乗車・降車の介助を行うもの。合わせて乗車・降車の前後の移動の介助や、通院先等での受診等の手続き・移動の介助も行う。

● **痛風**　【つうふう】

　高尿酸血症が原因で起こり、足の親指の付け根の関節などが強く痛む発作的な症状が1週間ほど続く。予防にはビール、タラコ、サケ、納豆などに多く含まれるプリン体の摂取を控える。

●杖　【つえ】

歩行を補助する用具で、松葉杖、カナディアンクラッチ、ロフストランドクラッチ、多点杖など、その人に合ったものを選ぶ。

●つなぎ服　【つなぎふく】

精神障害や認知症で脱衣やおむつ外しなどの行動障害がみられる患者に着せる服で、ホックやファスナーに工夫があり、外しにくくなっている。身体拘束のひとつとして、施設では禁止されている。

●ツベルクリン反応　【つべるくりんはんのう】

精製ツベルクリンたんぱくを注射し、結核に対する免疫があるかどうかを調べる検査。直径10mm以上の腫れや発赤のみられない陰性の人にはBCGの予防注射がされる。

●爪切り　【つめきり】

かつて介護職員は利用者の爪を切ることができなかったが、厚生労働省の通知により行えるようになった。高齢者の足の爪は巻くことが多いので、切りすぎないよう注意して切る。

て

●低栄養 【ていえいよう】

栄養不足のこと。高齢者は一般にエネルギー消費が少なくなるため、身体がエネルギーを必要とせず、食欲が低下する。また、加齢とともに消化器機能も低下するなどもあって、低栄養になりやすい。低栄養の重要なサインの1つに体重減がある。

●低温やけど 【ていおんやけど】

湯たんぽ、ホットカーペットなど低温のものがからだに長く接触することで、皮膚深部までやけどの損傷が及ぶことがある。湯たんぽはからだから離して置く。認知症や糖尿病などで感覚障害がある人には注意が必要。

●低血圧（症） 【ていけつあつ（しょう）】

収縮期血圧が100mmHg未満をいう。疲れやすさ、めまい、頭重感、動悸などさまざまな症状が出る。

●低血糖 【ていけっとう】

血糖値が70mg/dL以下のこと。糖尿病でインスリンや血糖降下薬が原因だったり、空腹時低糖といい食事をとらなかったときに起こることがある。空あくび、振戦、徐脈など不快な症状から始まり、頭痛、め

まい、錯乱から傾眠、昏睡、痙攣(けいれん)へと進む。おかしいと思ったときにすぐ、ブドウ糖やキャンディー、甘いジュース等を摂取する。

●ディスポーザブル
使い捨ての物品。感染を予防する。

●低体温 【ていたいおん】
一般に34℃以下の体温をいう。原因は、高齢による体温調節機能の低下のほか、環境や疾患、薬剤などの場合もある。低体温の状態が続くと心臓発作を起こす可能性もあるので、注意が必要である。

●できる活動 【できるかつどう】
ICF（国際生活機能分類）では、活動を「実行状況」と「能力」の2つの面からみるが、このうちの「能力」が「できる活動」。リハビリテーションなど専門的技術によって引き出すことができた実際の能力のこと。なお、「実行状況」は「している活動」で実際の生活で実行していること。

●テクノエイド
福祉用具の安全で効果的な利用に資するために設立された公益財団法人。ホームページ上で福祉用具や福祉用具ヒヤリ・ハット情報が検索できる。

● **手続き記憶** 【てつづきおく】

　自転車の運転などからだで覚えている記憶。認知症の人でも、記憶していることが多いので、その人ができることを探すときに考慮する。

● **てんかん**

　脳の電気的な信号が乱れ過剰に発射されることから起こる。突然、全身を硬直させ痙攣(けいれん)する発作や、失神、脱力などさまざまな発作のタイプがある。発作時は、冷静に周囲の安全を確認し、頭を押さえ下顎(かがく)に手を当て気道を確保し嘔吐(おうと)に注意し、おさまるのを待つ。舌を嚙まないよう口に何かを突っ込むのは危険。

と

● **頭蓋** 【とうがい】

　頭の骨格。脳を納める脳頭蓋と顔の部分の顔面頭蓋がある。

● **動悸** 【どうき】

　心悸亢進(しんきこうしん)ともいう。心臓がドキドキすること。心臓の病気や自律神経失調症、薬の副作用で起こる。

● **同行援護** 【どうこうえんご】

　視覚障害者の移動支援。障害者自立支援法により、障害福祉サービスの自立支援給付費に定められた。

●統合失調症 【とうごうしっちょうしょう】

精神障害のひとつ。妄想や幻聴、興奮などの陽性症状と感情鈍麻、無動緘黙、同じ行為を繰り返す常同的思考など陰性症状を呈する。以前は、精神分裂病といわれていた。

●糖質 【とうしつ】

いわゆる炭水化物のことで、イモや穀類、豆、果物に多く含まれる三大栄養素のひとつ。筋肉や脳のエネルギー源だが、摂取しすぎると肥満など生活習慣病の原因となる。

●透析 【とうせき】

腎不全で腎臓の機能が衰えた場合に、からだの外で腎臓の代わりをする器械を通して血液を浄化し、尿毒症を防ぐ療法。

●疼痛 【とうつう】

痛みのこと。がん性疼痛などの痛みをやわらげる治療を緩和医療、またはペインコントロールという。

●導尿 【どうにょう】

自力で排尿ができない場合に、チューブを使って尿を排泄する方法。介護職員はできない行為だが、自己導尿で使用する物品を用意する、カテーテルを手渡す

などは介助できる。

●糖尿病　【とうにょうびょう】

膵臓でつくられるホルモンで、体内の血糖値の維持にかかわるインスリンが体内でつくられない1型と、はたらきが十分でない2型がある。糖尿病のための食品交換表に則った食事制限や、インスリンを補充する服薬、自己注射でコントロールし、三大合併症を防ぐ。略称はDM。

●糖尿病性神経障害　【とうにょうびょうせいしんけいしょうがい】

糖尿病の三大合併症のひとつ。しびれ、こむら返りなどの感覚・運動神経障害、起立性低血圧などの自律神経障害、血管障害が原因の神経障害や糖尿病筋萎縮などがある。特に、痛みを感じにくいことがあるので、訴えがなくても壊疽などの足病変や、低温やけどに注意する。

●糖尿病性腎症　【とうにょうびょうせいじんしょう】

糖尿病の三大合併症のひとつ。血糖が高い状態が持続することで糸球体が破壊されてしまうことから起こる腎臓障害。最終段階で透析療法に進む。

●糖尿病性網膜症　【とうにょうびょうせいもうまくしょう】

糖尿病の三大合併症のひとつ。網膜にある細い血管がもろくなって出血したり、詰まったりすることで新

しく血管が出現し、網膜剥離を起こし失明の原因となる。

●動脈 【どうみゃく】

心臓から出ている血管。ほとんどの場合酸素を多く含む動脈血が流れるが、肺動脈だけは静脈血が流れる。

●動脈血ガス分析 【どうみゃくけつがすぶんせき】

血液ガス分析ともいう。呼吸機能や循環機能を調べるため、動脈を流れる血液のなかに酸素や二酸化炭素がどの程度含まれるか、また血液のpH（ペーハー）などを調べる検査。動脈で採血する。

●動脈硬化 【どうみゃくこうか】

動脈の壁にコレステロールがついてこぶができ、血管が硬くなり弾力性がなくなる状態。血管が詰まり、狭心症や心筋梗塞、脳卒中の原因となる。

●同名半盲 【どうめいはんもう】

脳卒中などで損傷した部分の反対側に、両目とも視野狭窄が出る状態。半側空間無視を合併していることもあるので、食事のセットなどは利用者の状態を見て行う。

●特殊寝台 【とくしゅしんだい】

福祉用具のひとつ。背部または脚部の角度と、ベッドの高さが調節でき、転落防止用の柵が取り付けられるベッド。

●特定健康診査 【とくていけんこうしんさ】

メタボリックシンドローム対策として、2008年4月より導入された新しい健康診断。糖尿病や脂質異常症、高尿酸血症などの生活習慣病の発症や重症化を予防することを目的とする。

●特定疾患 【とくていしっかん】

難病のうち、厚生労働省の難治性疾患克服研究事業の対象疾患で、130疾患が指定されている。

●特定疾病 【とくていしっぺい】

40歳以上65歳未満の第2号被保険者が要介護認定を受けられる16疾病のこと。

●特定保健用食品 【とくていほけんようしょくひん】

食生活において特定の保健目的で摂取するものに対してその摂取により当該保健の目的が期待できる旨の表示をする食品で、からだの生理学的機能に影響を与える成分を含んでいるもの。

●特別給付 【とくべつきゅうふ】

市町村によって行われる、いわゆる横出しサービス。市町村独自でその地域に必要と思われるサービスが行われている。

●特別児童扶養手当 【とくべつじどうふようてあて】

福祉の増進を図ることを目的に、精神、身体に障害のある20歳未満の児童に手当を支給すること。

●特別障害者手当 【とくべつしょうがいしゃてあて】

特別障害者の福祉の向上を図ることを目的に、精神または身体に著しく重度の障害を有し、日常生活において常時特別の介護を必要とする20歳以上の特別障害者に対して、必要となる精神的、物質的な特別の負担の軽減の一助として手当を支給すること。

●特別徴収 【とくべつちょうしゅう】

介護保険料の徴収で、年額18万円以上の年金を受給している人では、公的年金などからの天引きによって行われること。

●特別養護老人ホーム 【とくべつようごろうじんほーむ】

身体または精神に著しい障害があり、介護保険で「要介護」の認定を受けた利用者が入所できる。食事、入浴などの生活支援のほか、療養上の世話を受けることができる。

●吐血 【とけつ】

嘔吐して消化管から出血した血を吐くこと。

●ドコサヘキサエン酸 【どこさへきさえんさん】

DHA。カツオやマグロなどの水産物に多く含まれる不飽和脂肪酸で、神経細胞を活性化し、摂取により記憶力を増進する効果があるといわれる。

●ドナー

レシピエントの対語。臓器移植で、臓器を提供する側の人。

●ドーパミン

脳内で働き、パーキンソン病のときに減少し、無動緘黙、動作緩慢を引き起こす。ドーパミンを補充するため、商品名ドパストン、マドパーなどを服用する。

●ドライアイ

涙の分泌が悪くなり、眼の乾き、痛み、まぶしさ、疲れ、異物感を生じる。角膜に傷がつきやすくなる。

●ドライシャンプー

寝たきりやベッド上安静の人の髪を、水を使わずに洗浄できるシャンプー。

●ドライマウス

口腔乾燥症。高齢者では唾液の分泌が低下していることから、ドライマウスになることが多い。糖尿病や薬の副作用として現れる場合もある。

●トラウマ

心的外傷。何らかの衝撃を受け、心の傷になった状態。精神的に不安定になったり、フラッシュバックといって、何かのきっかけでトラウマとなった事態をまざまざと経験するように思い出したりする。

●トリアージ

同時にたくさんの傷病者が出たときに、重症度で傷病者を振り分けて、治療の順番を決める方法。現場では、軽症の緑から死亡の黒まで色分けされたトリアージタッグをそれぞれの傷病者につけていく。

●ドレッシング材　【どれっしんぐざい】

包帯、ばんそうこうなど傷をカバーするもの。

●とろみ

液体に粘り気のある状態をいう。さらさらした食材にとろみをつけることで、食品がまとまって食道を通過しやすくなるので、誤嚥防止に役立つため、介護食でよく使われる。

●呑気 【どんき】

飲み込んだ空気が胃にたまり、徐々にその量が増えることにより、不快感や痛み、膨満感を引き起こす症状。ストレスの多い人、神経症傾向の人などがなりやすいといわれる。

●頓服 【とんぷく】

高熱や喘息発作など症状が出たときに服用してすぐに効果を得る薬。

な

●内旋／外旋 【ないせん／がいせん】

関節をからだの中心に向けて回すのが内旋、外側に向けて回すのが外旋。肩関節を例にとると、右腕を前に伸ばして左（からだの内側）に回すのが内旋、右（外側）に回すのが外旋。

●内転／外転 【ないてん／がいてん】

関節の動きのうち、からだの中心に向けるのが内転、からだから離すようにするのが外転。肩関節を例にとると、腕をからだの前にクロスするように回すのが内転、その腕を反対方向に回し頭の横に向けて上げるのが外転。

●内部障害 【ないしょうがい】

心臓や呼吸器など、からだの内部が疾患などによって障害された状態。身体障害者福祉法においては7種の内部障害が規定されてる。

●内分泌 【ないぶんぴ】

下垂体、甲状腺などの内分泌腺が血液やリンパ管にホルモンを分泌すること。人体を口から肛門まで穴のあいたちくわと考えると、体表面とちくわの穴部分は外であり、唾液などそこに分泌されるものは外分泌となる。

●ナトリウム

元素記号Na。イオンの状態で、体内で重要な働きをする電解質のひとつ。腎臓で体内に必要な量が調節されている。

●難聴 【なんちょう】

外耳と中耳までの障害による伝音性難聴と、内耳から脳神経の障害による感音性難聴がある。高齢者では、高音のほうが聞こえにくい傾向がある。ゆっくりはっきり話すことが大切。

●難病 【なんびょう】

原因が不明で効果的な治療が確立していない病気のことで、国は、難治性疾患克服研究事業や特定疾患治

療研究事業で医療費を助成するなどの対策をとっている。難病のなかでも患者数が一定数を超えず、しかも客観的な診断基準がそろっている難病が指定難病で、2018（平成30）年4月現在359疾患が指定されている。

● 難病患者等居宅生活支援事業
【なんびょうかんじゃとうきょたくせいかつしえんじぎょう】

130の特定疾患と関節リウマチの患者が対象。難病患者のQOL向上のため療養生活支援を目的とした事業のこと。ホームヘルプサービス、ショートステイ、日常生活用具給付をし、難病患者のニーズに合わせたホームヘルパーを養成する事業を行う。

● 難病患者等短期入所事業
【なんびょうかんじゃとうたんきにゅうしょじぎょう】

介護職員が病気や冠婚葬祭または個人的な旅行などの理由により介護を行えない場合に、難病患者を一時的に医療施設に保護する事業。

● 難病患者等日常生活用具給付事業
【なんびょうかんじゃとうにちじょうせいかつようぐきゅうふじぎょう】

難病患者に特殊寝台、車いす、便器など療養に必要な物品を給付し、日常生活を援助する事業。

●難病患者等ホームヘルプサービス事業
【なんびょうかんじゃとうほーむへるぷさーびすじぎょう】

難病患者が居宅で日常生活を営むことを可能にするために、介護職員による家事サービスを提供する事業。

●軟便 【なんべん】

便の性状。正常よりもやわらかく、水分量が80％以上のもの。泥状便、水様便になるほど、水分が多くなる。

に

●にこごり

ゼラチン質の多い魚や肉を長時間煮た煮汁が冷えて固まったもの。この性質を活かして魚や肉と香味野菜をゼラチンで固めた料理のことも指す。

●日常生活圏域 【にちじょうせいかつけんいき】

日常生活の場で、おおむね30分以内で必要なサービスが提供できる圏域。中学校区が基本となる。地域包括ケアシステムは日常生活圏域が単位として想定されている。

●21世紀福祉ビジョン 【にじゅういっせいきふくしびじょん】

1994年に厚生省（当時）より出された報告書。新

ゴールドプラン、エンゼルプランの策定を提言した。

●ニーズ

生活課題ともいう。介護職員が支援する際に前もって知っておくべき、要介護者が生活するうえで支障となっている現状と問題点のこと。

●日常生活関連動作 【にちじょうせいかつかんれんどうさ】

→IADL（p.8）

●日常生活支援 【にちじょうせいかつしえん】

要支援の認定を受けた高齢者が、要介護になることを防ぐ目的で行われる日常生活の世話。

●日常生活自立支援事業 【にちじょうせいかつじりつしえんじぎょう】

認知症高齢者、知的障害者、精神障害者など、判断能力が不十分な人が、地域において自立した生活を送れることを目的に、利用者との契約に基づき提供されるサービス。

●日常生活自立度判定基準
【にちじょうせいかつじりつどはんていきじゅん】

寝たきり度判定基準ともいわれ、障害高齢者のための判定基準（4ランク）と認知症高齢者のための判定基準（9ランク）がある。

●日常生活動作 【にちじょうせいかつどうさ】
→ADL（p.4）

●日常生活用具 【にちじょうせいかつようぐ】
障害者などの日常生活がより円滑に行われるための用具。

●日常生活用具または設備改善の給付制度
【にちじょうせいかつようぐまたはせつびかいぜんのきゅうふせいど】
高齢者の居宅での生活を支援するために行われる日常生活用具給付または住宅改修のために市町村が行う資金援助。

●日常的金銭管理 【にちじょうてききんせんかんり】
福祉サービスの利用や金銭管理、または書類などの管理が困難な高齢者などに代わり、地域の生活支援員が行うサービス。

●日内変動 【にちないへんどう】
一日のうちで、症状や体温、血圧などの数値が変化すること。たとえば、パーキンソン病は日内変動が激しく、普通に動いていたかと思うと動けなくなったりすることが起きる。

●ニトログリセリン
狭心症の薬。商品名ニトロペン、ミオコール、バソ

●日本人の食事摂取基準 【にほんじんのしょくじせっしゅきじゅん】

厚生労働省により発表される栄養素やエネルギーの摂取量の基準。国民の健康の維持・増進、生活習慣病の防止を目的としている。

●入浴補助用具 【にゅうよくほじょようぐ】

安全、安楽に入浴するための用具、設備。シャワーチェア、浴槽用手すり、浴槽内いす、入浴台、浴槽内マットがある。

●ニューロン

神経細胞。核を含む細胞体、軸索からなり、グリア細胞がそれを取り巻いている神経単位のこと。脊髄を走るニューロンなど長さが数十cmに及ぶものもある。

●尿検査 【にょうけんさ】

腎臓の状態を知るための検査。1日の尿をためる24時間蓄尿、採尿カップに尿をとる検査がある。

●尿失禁 【にょうしっきん】

尿もれ。突然強い尿意が起こりトイレに間に合わない切迫性尿失禁、急に立ち上がったり、笑ったときなどにおなかに力がかかってもらしてしまう腹圧性尿失

禁、膀胱(ぼうこう)の収縮力の低下等により尿が少しずつもれてしまう溢流(いつりゅう)性尿失禁などがある。

● 尿道　【にょうどう】

尿路のうち、膀胱(ぼうこう)から尿の出口である尿道口までの間の管。女性は短いので、尿道口での感染がすぐ膀胱に至り膀胱炎になりやすい。

● 尿道括約筋　【にょうどうかつやくきん】

蓄尿(ちくにょう)と排尿をコントロールする筋肉で、尿道の下部から尿道口に存在する。

● 尿毒症　【にょうどくしょう】

腎不全で引き起こされる症状。頭痛、昏睡、悪心(おしん)・嘔吐(おうと)などさまざま。血圧が高くなり尿量が減少する危険な状態。人工透析がされる。

● 尿閉　【にょうへい】

膀胱(ぼうこう)に尿がたまっていて尿意はあるのに排尿できない状態。前立腺肥大で起こることがある。自己導尿をしている人もいる。

● 尿量　【にょうりょう】

1日の尿をためて量を検査する。腎臓や尿路に異常がないかをみる。尿は1日600〜1,600mLが正常な範囲。多尿は2,500mL以上、乏尿(ぼうにょう)は400mL以下、無尿は

100mL未満。

● 尿路感染 【にょうろかんせん】
　腎盂腎炎、膀胱炎、尿道炎、前立腺炎など尿路に病原体が感染し、炎症を起こす。症状は、発熱、頻尿、排尿困難、血尿、腰の痛みなどがある。膀胱留置カテーテルを入れている人は注意が必要で、予防のために高齢者には十分な水分の摂取と清潔を心がける。

● 尿路結石 【にょうろけっせき】
　多くは腎臓で形成されて、狭い尿管や尿道を通るときに、背中から下腹部にかけての激しい痛みを生じる。

● 任意後見制度 【にんいこうけんせいど】
　利用者が契約に必要な判断能力がある間に、将来、後見事務を行ってくれる人を事前に決めておく制度。

● 認知症 【にんちしょう】
　記憶障害を中心として、失見当識があり、それが生活に支障をきたすもの。脳血管障害によるものとアルツハイマー病によるものなどがある。

● 認知症の周辺症状 【にんちしょうのしゅうへんしょうじょう】
　中核症状から引き起こされる。幻覚、妄想、暴言、暴力、歩き回り（徘徊）、不穏、せん妄の陽性症状と、

意欲の減退、自発性の低下、感情鈍麻(どんま)、抑うつ状態、拒食などの陰性症状がある。略称はBPSD。

ぬ

●微温湯 【ぬるまゆ】
37.5～38.5℃の温度の湯のこと。訪問入浴介護の場合は微温湯にすることが多く、血圧や心拍数があまり増加せずからだの負担が少ない。

ね

●ネグレクト
虐待のひとつ。人の支援がなければ、生活活動ができない人や子どもの世話を放棄すること。食事を与えない、清潔にしない、排泄の世話をしない、病院を受診させないなどの行為。

●寝たきり度判定基準 【ねたきりどはんていきじゅん】
→日常生活自立度判定基準（p.159）

●寝たきり防止 【ねたきりぼうし】
寝たきりとは脳卒中(のうそっちゅう)や骨折などの原因疾患が治癒した後も起き上がらずに1日中横になっていること。寝たきり防止とは原因疾患が急性期を過ぎたら早期のリハビリテーションを始めることで、寝たきりになるの

を防ぐ方法である。

●熱傷　【ねっしょう】

熱や化学薬品などで起こる皮膚の損傷。衣類ははがさず、すぐに流水で冷やし、何も塗らずに受診する。

●熱水消毒　【ねっすいしょうどく】

80〜93℃の熱水や蒸気で10分間ほど加熱して細菌、真菌、ウイルスなどを消毒する方法。施設では、ウォッシャーディスインフェクターという機械が使われる。

●熱中症　【ねっちゅうしょう】

からだが暑さに対処できず、体温が異常に上昇してたちくらみ、こむら返りから始まり、ぐったりする、悪心、嘔吐、意識障害となって死に至る。おかしいと思ったら、冷房の温度を下げ、すぐにからだを冷やし、水分を与え医師に伝える。

●ネブライザー

吸入器のこと。喘息や鼻の疾患で使われる。薬剤を霧状にして、鼻や口から吸入する。

●粘血便　【ねんけつべん】

粘液、血液が混じった便のこと。出血性大腸炎など感染症のおそれがあるので、粘血便を見たらすぐに医

●粘稠 【ねんちゅう】

粘りけのこと。血液が粘稠といえば血液のドロドロの状態を指す。痰が粘稠であるという使い方をする。

の

●脳幹 【のうかん】

中脳・橋・延髄を合わせたものの名称。生命維持のために重要な脳の部分である。

●脳血管障害 【のうけっかんしょうがい】

脳の血管が詰まったところから先に血液が行かなくなり、組織が壊死する脳梗塞と、血管が破れて出血し脳神経が破壊される脳出血がある。

●脳血管性認知症 【のうけっかんせいにんちしょう】

脳卒中の後遺症が原因の認知症で、実行機能障害が症状として目立つ。アルツハイマー型認知症を合併していることも多い。

●脳梗塞 【のうこうそく】

脳の血管が詰まり、その先の組織が壊死して脳の機能に障害が出る。発症後早期の治療が重要。夜間におかしいと思えば、朝を待たずに救急車をよぶ。ろれつ

が回らない、からだの片側のまひ、ふらつき、眼の異常などが兆候。昔は脳軟化症といった。

●濃厚流動食 【のうこうりゅうどうしょく】

食事の材料をミキサーで細かく砕いたもので、経口的に食べることも、チューブから摂取することもできるもの。エネルギー、たんぱく質、糖質、脂質などがバランスよく配合されており、在宅の高齢者や医療機関、介護老人保健施設で使われている。

●脳出血／脳溢血 【のうしゅっけつ／のういっけつ】

脳の血管が破れて脳内に出血する。脳出血とくも膜下出血がある。

●脳卒中 【のうそっちゅう】

脳梗塞、脳出血、くも膜下出血など脳血管障害の発作をまとめて脳卒中、卒中という。

●脳貧血 【のうひんけつ】

急に脳を流れる血液の量が減ったために起こる貧血。気分が悪くなったり、顔面蒼白、冷汗、四肢の冷感、失神が症状。鉄欠乏性の貧血とは別のもの。

●ノーマライゼーション

障害者と健常者とを区別することなく、社会生活をともにするのが本来の姿であるという考え方。そのた

めの運動や施策なども含まれる。

●ノルアドレナリン

"怒りのホルモン"といわれる神経伝達物質。危機的状況に遭遇したときに分泌され、交感神経に作用する。ノルは元の物質という意味で副腎髄質でアドレナリンに変換される前の物質。

●ノロウイルス

感染性胃腸炎の原因となるウイルスで、感染すると激しい腹痛、嘔吐、下痢を引き起こす。冬場に流行のピークを迎えることから"冬の下痢"ともよばれる。汚染された食品からの経口感染や、乾燥した吐物、糞便が空気中に飛んで飛沫感染をするので、速やかな処理が必要。

は

●肺炎　【はいえん】

細菌、ウイルスなどによる肺の感染症。咳、痰、発熱、呼吸困難などが症状だが、高齢者では、明らかな症状が出ない場合もある。

●肺炎球菌ワクチン　【はいえんきゅうきんわくちん】

高齢者の肺炎の原因となる肺炎球菌を予防するワクチン。効果は5年続く。保険が利かないが、自治体に

より補助金が出る場合がある。

●バイオハザード

遺伝子組み換え技術から生み出された生物や病原体による生物災害のこと。感染するおそれのある病原体が付着している廃棄物などにはバイオハザードマークをつけ適切に処理されなければいけない。

●肺気腫 【はいきしゅ】

慢性閉塞性肺疾患（COPD）のひとつで、肺の一番細い気管支や肺胞が破壊され、呼吸困難の症状が出る。ばち状指、口すぼめ呼吸、ビール樽胸郭などがみられる。喫煙が主な原因。

●排菌者 【はいきんしゃ】

感染症の潜伏期間を過ぎ、咳やくしゃみ、排泄物などで、体外に菌を排出している状態の人。

●肺結核 【はいけっかく】

発症していても肺結核と気づかないことも多く、空気感染で集団感染につながることがある。予防にはBCGの接種が行われる。多くの抗生物質が効かない多剤耐性結核は治療が難しい。

●肺循環（小循環） 【はいじゅんかん（しょうじゅんかん）】

大循環（体循環）に対し、心臓と肺の間の循環。全

身から心臓に還流した二酸化炭素が多く含まれた血液が肺動脈を通って肺に送られ、ガス交換を経て酸素が多く含まれた血液になって肺静脈を通って心臓に戻ってくる循環のこと。

● 肺水腫　【はいすいしゅ】

心不全などで、心臓から血液が拍出しにくくなると、肺から心臓にも流れにくくなるため、肺胞のなかに水（血漿）がたまり、溺れたような状態となる。

● バイステックの7原則　【ばいすてっくのななげんそく】

アメリカの社会福祉学者バイステックがあげた①個別化の原則、②受容の原則、③意図的な感情表出の原則、④統制された情緒関与の原則、⑤非審判的態度の原則、⑥自己決定の原則、⑦秘密保持の原則、の7つ。これに、専門的援助関係の原則を加えて相談面接の8つの原則とされる。

● バイタルサイン

生命兆候。からだの状態を示すもの。体温、呼吸数、血圧、脈拍数など。

● ハイムリック法　【はいむりっくほう】

のどに何かが詰まって窒息しそうなとき、その人の後ろから手を回し、上腹部をこぶしで突き上げ、詰まった異物を吐き出させる方法。

● **廃用症候群** 【はいようしょうこうぐん】
→生活不活発病（p.120）

● **パウチ**
ストーマ（ストマ）の排泄物をためる袋。

● **パーキンソン症候群** 【ぱーきんそんしょうこうぐん】
パーキンソニズムともいう。無動緘黙、振戦、固縮、仮面様顔貌、小刻み歩行などパーキンソン病にみられる特徴的な症状。レビー小体型認知症、ラクナ梗塞などでもみられる。

● **パーキンソン病** 【ぱーきんそんびょう】
振戦、無動緘黙、筋固縮、歩行障害が特徴の脳神経変性疾患。原因はよくわかっていない。前かがみの姿勢で、歩行の第1歩が踏み出せず、小刻みに足が出て止まれなくなるすくみ足歩行、小刻み歩行、突進歩行がみられる。1日のうちで症状が出たり出なかったりする日内変動がある。

● **白衣高血圧** 【はくいこうけつあつ】
病院で血圧を測ると高く、家庭で測ると正常だったりすること。医師のような白衣を着た人の前では緊張することから起こる。逆に病院で測るほうに正常値が出て家庭で測ると高い仮面高血圧もある。

● 白杖 【はくじょう】

盲人用安全杖。主に視覚障害者が安全のためにもつ、シャフト部を白く塗った杖。

● 白癬 【はくせん】

水虫のこと。白癬菌という真菌（カビ）が原因。高温多湿を好む。感染している人とは足拭きマット、スリッパなどを共有しないようにする。洗濯物を分ける必要はない。

● 白内障 【はくないしょう】

しろそこひともいう。高齢者で多く、角膜の裏側にある水晶体が白濁し、かすみ目、視力障害が生じる。眼内レンズを挿入する手術が日帰りでできる。

● 歯車現象 【はぐるまげんしょう】

パーキンソン病の筋固縮で、関節を動かしたときに、歯車が動くようにガクガクとした動きを感じる。一方、鉛の管を曲げるような感じを鉛管現象という。

● 跛行 【はこう】

片足を引きずったり、歩くのに障害が出ること。

● はしか
→麻疹（p.197）

●パターナリズム

父権。本人の利益のために自己決定を促さず良かれと思う医療を押しつける態度。従来、医師は患者に対して父親(家長)のような態度で接していて、患者が疑問を口に出せなかったり、要望を聞いてもらえなかったりするパターナリスティックな診療が多かった。

●白血球 【はっけっきゅう】

血液中の血球成分のひとつで、顆粒球(かりゅうきゅう)、単球、リンパ球に大別され、感染からからだを守ったり、免疫機構にかかわる。

●発達課題 【はったつかだい】

次の発達段階に移行するために獲得しなければならない課題のこと。精神分析家エリクソンによると老年期では、自分の人生を受容すること(統合性)と人生を悔いること(絶望)が対立し、そこから英知が導かれる。

●パッチ

貼り薬。皮膚に貼付(ちょうふ)して薬効成分を吸収させる。認知症薬の商品名リバスタッチ、イクセロンもパッチ薬。

●鼻マスク 【はなますく】

人工呼吸で使う鼻につけるマスク。口まで覆わないので、食事や会話ができる。

●パニック障害 【ぱにっくしょうがい】

満員電車や広場など人がたくさんいる場所で突然、呼吸困難、動悸、胸痛などの発作が出て、死ぬのではないかという恐怖に襲われる。一度発作を起こすと、同じ状況でまた起こすのではないかという予期不安を感じる。

●バリアフリー

障害者、高齢者、妊婦、幼児など、社会的支援が必要な人たちが生活活動の支障となるものを取り去り、ほかの人々と同じように生活できる環境のこと。

●バリアフリー住宅 【ばりあふりーじゅうたく】

高齢者や障害者の生活の支障となるものが取り除かれた住宅のこと。

●パルスオキシメーター

血液中の酸素の濃度を、指の先に挟むことで簡単に測れる機器。介護職員が利用者に装着してよい行為。酸素飽和度が低いと、血液中の酸素が足りていないことになる。その人の普段の値を把握しておき、それより低い場合は医療職に連絡をする。光で測るので直射

日光を避け、手の汚れは落とす。

●バルーンカテーテル
　膀胱留置カテーテルともいう。在宅での医療管理方法の1つ。自力での排尿が困難な者が、尿道口からカテーテルを膀胱内に挿入・留置し持続的に尿を排出させる方法。

●ハルンバッグ
→蓄尿バッグ（p.140）

●バーンアウトシンドローム
→燃え尽き症候群（p.203）

●バンコマイシン耐性腸球菌 【ばんこまいしんたいせいちょうきゅうきん】
　抗生物質のバンコマイシンが効かない腸球菌。体力、免疫力の低下した高齢者では、尿路感染症の原因となることがある。略称はVRE。

●半側空間無視 【はんそくくうかんむし】
　脳卒中などで脳が損傷を受けた側とは反対側にあるものが見えなかったり、認識できない状態。右の脳に出血があった場合、左側に置かれた食べ物を残したり、左側からよばれても反応しない。同名半盲を伴うことがある。

ひ

●ピアカウンセリング

もともとの意味は障害をもつ人同士がカウンセリングをすることで問題を解決することであったが、現在では障害にとどまらず、不妊や不登校など同じ悩みを抱える人同士で行われるカウンセリングをいう。

●皮下出血　【ひかしゅっけつ】

毛細血管が破れ、皮下に微量の血液がしみ出した状態。紫斑ともいう。打撲の後に紫色になるようなものを斑状出血、点々と小さい赤い点が散らばるものを点状出血、高齢者に出るものを老人性紫斑という。ワルファリンを飲んでいる人にも出やすい。

●非言語的コミュニケーション
【ひげんごてきこみゅにけーしょん】

言語以外のコミュニケーションのこと。身振り、しぐさ、表情、絵カードなどを使う。

●非ステロイド性抗炎症薬
【ひすてろいどせいこうえんしょうやく】

消炎鎮痛剤のひとつ。NSAIDs（エヌセイズ）ともいわれる。高齢者では、変形性関節症で処方されていることが多い。

●ヒゼンダニ

疥癬を引き起こす寄生虫。肉眼では見えないほど小さい。手や指の間、わきの下、外陰部などの皮膚のなかにトンネルを掘り、卵を生みつける。

●脾臓 【ひぞう】

左上腹部にある臓器で、位置からは消化器と勘違いされるが、リンパ系に属する。赤血球の破壊と血液のろ過、リンパ球などの産生、鉄の代謝を行う。

●ビタミン

体内では生合成できないため食事から摂取する。生殖、成長など生命を維持するのに必須の有機成分。脂溶性ビタミンと、水溶性ビタミンに分けられる。

●ピック病 【ぴっくびょう】

認知症のひとつで、人が変わったように自分を抑えきれず、反社会的な行動をしたり、自発性や意欲の低下を呈したりする。現在、前頭側頭型認知症のピック型と称される。

●必須アミノ酸 【ひっすあみのさん】

たんぱく質を構成している20種のアミノ酸のうち体内で合成できない9種のアミノ酸(ヒスチジン、イソロイシン、ロイシン、リシン、メチオニン、トレオニ

ン、フェニルアラニン、トリプトファン、バリン）のこと。

● ヒッププロテクター

パッドが入ったパンツ。転倒しやすくなっている人が転倒したときに大腿骨頸部骨折をしないように、大転子を守るために着用する。

● 泌尿器 【ひにょうき】

尿の産生および排尿に関係する器官。腎臓、尿管、膀胱、尿道からなる。

● 微熱 【びねつ】

体温37℃以上38℃未満の持続する熱のこと。高齢者の場合は、熱が出にくいので、微熱でも注意する必要がある。

● 皮膚掻痒症 【ひふそうようしょう】

皮膚が乾燥して、かゆくなる症状。特に高齢者でかゆみが出るものを老人性皮膚掻痒症といい、冬になり寒く乾燥すると増える。保湿を心がけ、医療職の指示により尿素などの薬で対処する。

● 飛蚊症 【ひぶんしょう】

視野に糸くずやゴミが現れ、蚊が飛んでいるように見える症状。目の動きにつれ、飛んでいるものも動

く。高齢者に出やすい。網膜剥離が原因のこともある。

●飛沫感染 【ひまつかんせん】

感染経路のひとつ。病原体を含む咳(せき)やくしゃみのしぶきを吸いこむことによって感染が起こる。飛沫感染で感染するのは、インフルエンザ、肺炎、風疹、おたふくかぜなど。

●肥満 【ひまん】

BMI 25以上。皮下脂肪型肥満より、内臓に脂肪がたまる内臓脂肪型肥満が問題。心不全、高血圧、脂質異常症、糖尿病、睡眠時無呼吸症候群などの危険因子となる。

●ヒヤリ・ハット

要介護者に対して重大な事故になりかねない事例や危険が及びそうになった事例をいう。それらの事例は起こした人を責めるのではなく、原因を追究し、二度と起きないようにすることで今後の事故防止に役立てる。インシデントともいう。

●病原性大腸菌 【びょうげんせいだいちょうきん】

大腸菌は通常病気を引き起こさず腸管に常在しているが、病原性大腸菌は腸管に感染して食中毒を引き起こす。

●病識 【びょうしき】

自分が病気であるという意識。病識が薄いと、自分が健康であると思い込み、薬を飲まなかったり治療に真剣に取り組まなくなる。

●日和見感染症 【ひよりみかんせんしょう】

環境や人体には普通に微生物が生息し、ほかの生物と共存している。これを常在菌という。体力、免疫力が低下したときに常在菌に感染することをいう。

●鼻涙管 【びるいかん】

涙を鼻に通す管で、高齢者では詰まりやすく、涙目の原因となる。

●貧血 【ひんけつ】

血液中のヘモグロビンの量が低い状態。鉄欠乏性貧血では、鉄分の多い食事を心がける。目の前が真っ暗になって倒れるのは脳貧血で、貧血とは区別される。

●頻尿 【ひんにょう】

尿量が増加したり、膀胱容量が減ったり、過敏になったりすることで、排尿が頻繁に起こる状態。特に夜にひどくなるものを夜間頻尿という。

●頻脈 【ひんみゃく】

1分間に100回以上の心拍数がある状態。正常は50〜70回。心拍数は、運動をしたり興奮したりしても上がるが、不整脈により上がる場合もある。

ふ

●ファーラー位 【ふぁーらーい】

半座位。ベッドの頭側を仰臥位より45度上げた姿勢。上半身が下にずれやすいので膝の下にクッションを入れるなどして安定させる。また、仙骨部に圧がかかり褥瘡になりやすい。頭や腕、足底を支える枕を置くなどして安楽な姿勢を心がける。

●風疹 【ふうしん】

三日ばしかのこと。飛沫を介して感染するが伝染力は弱い。妊娠初期に感染することで、胎児に先天性風疹症候群を引き起こすことから、ワクチンの予防接種が行われる。

●フェイスシート

概要表ともいう。介護や福祉の場面で利用者の氏名、住所、年齢、職業、健康状態、家族関係などを記録する用紙。

●フォーマルサービス

介護保険など、社会制度に基づいて行うサービスのこと。知人、友人やボランティアなどによるサービスはインフォーマルサービスという。

●不穏 【ふおん】

イライラ、ソワソワして興奮状態に突入しそうな状態。

●不感蒸泄 【ふかんじょうせつ】

汗以外に皮膚から意識されず、からだの水分が失われること。普通は、1日に600〜700mLになる。呼気から蒸発する水分は300mLほど。

●腹腔鏡手術 【ふくくうきょうしゅじゅつ】

腹部に腹腔鏡とよばれる棒の先についたカメラを差し込む孔と、鉗子という器具を差し込む孔をあけ、腹腔内を空気で膨らませて鉗子で病気の部分を切除したりする手術。傷が小さく、退院が早い。

●副交感神経 【ふくこうかんしんけい】

自律神経のひとつで、リラックス状態のときに働いている。交感神経とともに、生体機能の恒常性を保っている。

●副甲状腺 【ふくこうじょうせん】

頸部にある甲状腺の裏側にある4つの内分泌腺。血中のカルシウムイオンの量を調節している。

●副作用 【ふくさよう】

薬には、効果（作用）もあるが、逆にからだに悪い影響を及ぼす作用もある。これを副作用といい、漢方薬を含め薬には必ず備わっている。医師は、作用と副作用のバランスをとりながら薬を処方するので、副作用が出たときには必ず速やかに報告することが大切。

●福祉活動専門員 【ふくしかつどうせんもんいん】

市区町村社会福祉協議会に設置された職種で、民間の社会福祉活動の調査、企画、連絡調整、広報、指導、その他実践活動の推進に従事する。

●福祉事務所 【ふくしじむしょ】

「福祉に関する事務所」のことで、社会福祉法で規定されている。地方公共団体でこの言葉が使用されている。

●福祉住環境コーディネーター
【ふくしじゅうかんきょうこーでぃねーたー】

高齢者や障害者のよりよい住環境を提案する民間資格。東京商工会議所による検定試験がある。

●福祉用具 【ふくしようぐ】

障害者や介護の支援に使用する日常生活用具のこと。介護保険法では、貸与種目と購入種目に分けられ、保険給付の対象となる。

●福祉用具専門相談員 【ふくしようぐせんもんそうだんいん】

福祉用具専門相談員指定講習を修了した者で、障害を有する利用者の自立した生活を支えるため、より適した福祉用具を提案する職種。

●福祉六法 【ふくしろっぽう】

生活保護法、児童福祉法、老人福祉法、身体障害者福祉法、知的障害者福祉法、母子及び寡婦福祉法のこと。

●副腎 【ふくじん】

左右の腎臓の上にある2つの臓器。生命維持に不可欠のステロイドホルモンを産生、分泌する。

●副腎皮質ホルモン剤 【ふくじんひしつほるもんざい】
→ステロイド（p.118）

●腹水 【ふくすい】

腹腔内に水分が異常にたまった状態。腹部が膨らみ、ひどくなると呼吸や食欲に支障が出る。穿刺して水を抜くことがある。

●腹部膨満感 【ふくぶぼうまんかん】
おなかが張った状態。

●腹部マッサージ 【ふくぶまっさーじ】
便秘の解消を目的にへそから下を「の」の字を書くようにするマッサージのこと。仰臥位に寝かせて小刻みにゆっくり圧迫していく。

●服薬管理 【ふくやくかんり】
薬を常用している人に対し、服薬量、時間、服薬期間が指示どおり守れるよう支援し、服薬後の観察をすること。

●不顕性誤嚥 【ふけんせいごえん】
嚥下機能の低下により、むせたり咳き込んだりすることがないのに、唾液などが気管に入ってしまう状態。誤嚥性肺炎の原因となる。口腔ケアをして予防する。

●撫擦法 【ぶさつほう】
マッサージの際、手指を使って撫でさする手技。

●浮腫 【ふしゅ】
むくみ、または水腫ともいう。体内の水分量の調節に障害があり、細胞などに水がたまった状態。すねな

どを押してみるとへこんだまま戻ってこないことでわかる。心臓や腎臓の異常などさまざまな原因がある。体内では脳浮腫や肺水腫もある。

● **不随意運動** 【ふずいいうんどう】

自分の意思とは関係なく動いてしまう動作。振戦(しんせん)などパーキンソン病などの症状。

● **不整脈** 【ふせいみゃく】

心臓の拍動が乱れた状態。心臓の鼓動が速くなったり、遅くなったり、跳んだりするように感じる。1分間100回以上を頻脈(ひんみゃく)性不整脈、60回以下を徐脈性不整脈という。生命に危険を及ぼす場合もある。

● **フットケア**

足の爪切り、角質の除去、マッサージやストレッチをすることで、高齢者の転倒を防止したり、清潔を保ったりすること。閉じこもりの防止にも役立つ。

● **不定愁訴** 【ふていしゅうそ】

何となく体調が悪いが、病院に行くとこれといって悪いところはないとされる状態。頭痛、めまい、肩こりなど、自律神経失調症とか、更年期障害といわれることが多い。

● ブドウ糖 【ぶどうとう】

グルコースともいう。からだのエネルギー源になる。

● 不服申立て 【ふふくもうしたて】

介護認定された要介護状態区分に対し、納得できないときに見直しの対象となることを希望し、申立てをすること。

● 部分浴 【ぶぶんよく】

からだの一部分を湯に浸けて洗うこと。手浴、足浴、洗髪がある。湯に浸からない部分が冷えないように室温に注意し、タオルなどで覆いながら行う。

● 不飽和脂肪酸 【ふほうわしぼうさん】

不飽和二重結合をもつ脂肪酸の総称で、エネルギー源となり、また細胞膜などを構成する生理成分。一価不飽和脂肪酸（オリーブ油など）は中性脂肪を減らし、多価不飽和脂肪酸のうち魚油に含まれるn-3系は血栓を防ぎ、n-6系は悪玉コレステロールを減らす作用をもつ。

● 不眠 【ふみん】
→睡眠障害 （p.116）

●プライバシー

個人的な生活や行動を他人に干渉されないでいる自由のこと。介護におけるプライバシーでは介護上知り得た要介護者の情報や私生活を他人に漏らしてはならない義務がある。

●プリオン

たんぱく質からなる感染性因子。BSE(牛海綿状脳症)、クロイツフェルト・ヤコブ病の感染を引き起こす病原性をもつ。

●プリン体 【ぷりんたい】

細胞のなかにある核酸に含まれている成分で、ほとんどの食品中にある。肝臓で分解後尿酸として排泄されるが、排泄されずに尿酸の濃度が高くなると痛風などを起こす。

●フレイル

高齢となり筋力や活動が低下している状態。体重減少、疲れやすい、身体活動レベルの低下、握力低下、歩行速度低下の5つの要素のうち3つ以上あてはまるとフレイルと定義される。フレイルの状態を放置すると要介護状態となる可能性がある一方で、早期にみつけて正しい介入を行えば戻る状態でもある。

●噴門 【ふんもん】

胃の最上部の部分。食道との境目で、胃に入った食物の食道への逆流を防いでいる。

へ

●平滑筋 【へいかつきん】

意識して動かすことのできない不随意筋で、横紋筋のような模様がなくなめらか。血管、消化管、気管、尿管などに存在する。

●平均余命 【へいきんよめい】

ある年齢の人がその後生きる年数のことをいう。新生児の平均余命は平均寿命となる。

●平衡機能障害 【へいこうきのうしょうがい】

姿勢を調節する機能に障害があり、目をつぶって歩くことで判定される。脳卒中で起こる場合とメニエール病など耳の障害で起こる場合がある。

●ペインコントロール

疼痛管理。緩和医療ともいう。痛みを麻薬などを使い、軽減する療法。使用する麻薬は厳重な管理がなされる。

●ペースメーカー

不整脈など、心臓が自ら発する電気刺激が乱れて心臓の動きが悪くなる病気のとき、代わりに機械を体内に埋め込み電気刺激を発して心臓を正常に動かす。携帯電話や盗難防止装置、金属探知機、IH炊飯器などの電磁波によって悪影響を受けるといわれている。

●ヘリコバクター・ピロリ

胃の粘膜を好んで棲みつき、慢性胃炎や胃・十二指腸潰瘍、胃がんの原因となる細菌。抗生物質の投与による除菌で治療する。

●ベロ毒素 【べろどくそ】

腸管出血性大腸菌や赤痢菌が産生する毒素のこと。細菌そのものではなく、この毒素が腸管の出血や下痢、溶血性尿毒症症候群（HUS）などを引き起こす。

●便塊 【べんかい】

小腸にて栄養分が吸収された食物の残りである便が大腸を移動している間に水分がなくなり、硬く固まったもの。

●変形性関節症 【へんけいせいかんせつしょう】

加齢に伴って、股関節や膝関節の軟骨が摩耗することで異常に増殖した骨に棘ができ、それがこすれて痛む。膝関節では、O脚になる。軟骨成分を増やすこと

はできず、ヒアルロン酸の注射や人工関節置換術が行われる。

● 便失禁 【べんしっきん】

便をもらすこと。自分の意思で肛門括約筋（かつやくきん）の調節ができなくなって起こる。ケアする場合は人としての尊厳、プライバシーの保持や褥瘡（じょくそう）に注意する。

● 便秘 【べんぴ】

排便回数が少ない状態。水や食物繊維を十分にとり、運動で改善を図る。大腸が始まる右下腹部から"の"の字を描くように刺激するのも効果がある。

ほ

● 防衛的退行期 【ぼうえいてきたいこうき】

発生した緊張や葛藤から自分の心を守り、安全で安心できる心の状態にするために、赤ちゃん返りなど成長段階を逆戻りするような時期。

● 包括的支援事業 【ほうかつてきしえんじぎょう】

地域住民の保健医療の向上と福祉の増進を包括的に支援するため、地域住民の心身の健康の保持および生活の安定のための援助を行うこと。

●膀胱 【ぼうこう】

腎臓でつくられた尿を一次的にためる臓器。蓄尿とともに、排尿時に膀胱が縮まることで、コントロールされた排尿が可能となる。

●乏尿 【ぼうにょう】

尿量が1日400mL以下の状態。水分摂取量が減ったり、腎臓・心臓に異常がある場合などに起こる。乏尿に気づいたらすぐ医師に報告する。

●訪問活動記録 【ほうもんかつどうきろく】

介護職員や訪問看護師などが訪問した後に日時、訪問した人の氏名、生年月日、その日の介護内容などを誰が見てもわかるように記録できるようにしたもの。

●訪問看護ステーション 【ほうもんかんごすてーしょん】

訪問看護サービスを提供する事業所。

●飽和脂肪酸 【ほうわしぼうさん】

乳製品や肉類に含まれる脂肪酸で、重要なエネルギー源。コレステロール値を上げる。融点が低いためからだのなかで固まりやすく、脂肪組織に蓄積しやすい。摂取しすぎると生活習慣病の原因となる。

●保菌者 【ほきんしゃ】

病原体に感染しているが、病気が発症しない状態の

人。排菌者と違い、症状がないことで、無意識に感染源になる場合がある。

●保健機能食品 【ほけんきのうしょくひん】

食品のうち、一定の条件に合致した食品で、特定保健用食品と栄養機能食品を含む。

●保健師 【ほけんし】

所定の専門教育を受け、地域で健康教育や保健指導などにあたる地域看護の専門家。おもに行政保健師、産業保健師、学校保健師の3つに大別できる。保健師免許を得るには、看護師国家試験に合格したうえで、保健師国家試験に合格しなければならない。

●保険事故 【ほけんじこ】

一般にいう保険事故とは、保険の対象となる偶然な事故（たとえば火災など）のこと。介護保険における保険事故とは、被保険者が要支援・要介護状態になることをいう。

●保険者 【ほけんしゃ】

その保険の運営主体のこと。介護保険の場合は、市町村が保険者となり、保険料を徴収する一方で、保険事故に対して保険給付を行う。

● **保健所** 【ほけんじょ】
　地域住民の健康や衛生を支える公的機関。

● **保健センター** 【ほけんせんたー】
　市区町村が健康づくりを推進するために設置した、健康相談、健康教育、健康診断などの地域に密着した保健サービスを総合的に提供する拠点施設。

● **歩行器** 【ほこうき】
　リハビリテーションの際に使う、フレームを手や腕でもち、からだを支えながら歩行を補助する用具。外出に使用できるものもある。

● **補助・保佐・後見の3類型**
【ほじょ・ほさ・こうけんのさんるいけい】
　成年後見制度の法定後見制度が、軽度の認知症や知的障害者などのための補助、それより判断能力のかける人のための保佐、常に判断能力を欠く状態にある人のための後見に分かれていること。

● **ホスピス**
　末期の患者が死を迎えるまで、苦痛を緩和しその人らしく生きていくことを支える施設。

● **補装具** 【ほそうぐ】
　義手、義足などからだの欠損した部分を補う義肢、

下肢や体幹に装着するコルセットなどのほか、車いす、補聴器、歩行器、杖、スピーチエイドなどさまざまなものがある。

●補足性の原理 【ほそくせいのげんり】

生活保護の原理の1つで、持っているものを最大限活用しても不足する分について保護するというもの。介護保険の介護給付で対応できる場合、補足性の原理によって、生活保護の介護扶助より介護給付のほうが優先される。

●ポータブルトイレ

立ち上がり、移乗が可能な人が、居室で用を足すことができる移動可能なトイレ。家具調で普通のいすに見えるものもある。

●補聴器 【ほちょうき】

補装具のひとつ。聴覚障害がある人の聞こえを助ける器械。聴力を測定し、その人に合ったものを選ぶ。

●発疹 【ほっしん】

湿疹や水疱などが皮膚にできること。

●発赤 【ほっせき】

皮膚が赤くなること。炎症があるときにみられる。

●ボディメカニクス
　からだの各部位の形態や特性を生かして、効率よくからだを動かす方法。

●ホメオスタシス　【ほめおすたしす】
　体温、血圧、心拍、電解質バランス、呼吸など、からだの状態が一定に保たれている（恒常性）こと。

●ホルモン
　内分泌腺から分泌される物質で、血管を通って運ばれる。ひとつのホルモンが働きかける臓器は決まっている。

ま

●マイコプラズマ肺炎　【まいこぷらずまはいえん】
　マイコプラズマ（細菌とウイルスの中間に位置する病原体）による感染症。飛沫感染。潜伏期間は2〜3週間。発熱、頭痛、倦怠感、長く続く咳が症状。体力、免疫力の低下した人では重症化する。

●巻き爪　【まきづめ】
　爪が内側に巻き込まれ皮膚に食い込んだ状態。深爪すると起こりやすく、靴を履くとき痛みが生じたり歩行の障害ともなる。巻き爪などの病変があるときの爪切りは医行為。

●麻疹 【ましん】

はしかのこと。麻疹ウイルスの感染による。幼児期での罹患が少なくなったこと、ワクチンの接種が任意になったことなどから、終生免疫を獲得している人が少なく、近年の大流行につながった。

●末梢神経系 【まっしょうしんけいけい】

末梢を支配する神経で、12対の脳神経、31対の脊髄神経からなる。

●マンシェット

血圧を測るときに、上腕などに巻くもの。圧を測るために空気を入れて腕の動脈を圧迫する。

●慢性閉塞性肺疾患 【まんせいへいそくせいはいしっかん】
→COPD（p.5）

み

●味覚障害 【みかくしょうがい】

脳神経の障害や舌の異常、薬の副作用などで生じる。味覚障害ではないが、高齢者では、味を感じにくくなり、濃い味を好むようになることが多い。

●ミキサー食 【みきさーしょく】

咀嚼力が落ちたり、嚥下困難になった高齢者などにミキサーを使い食品を粉砕してペースト状にして食べやすくしたもの。

●看取りケア 【みとりけあ】

死にゆく人の選択と決定を支え尊厳を保ち、精神的・身体的・霊的苦痛をやわらげ、最期までその人らしく生活するための日々を支えること。介護保険制度にも「看取り介護加算」が創設された。

●看取りケア同意書 【みとりけあどういしょ】

施設入所時には、急変時の延命処置の対応、最期を迎える場の選択など、どこでどのような死を望んでいるかを利用者と家族に聞き、「看取りケア同意書」に記入してもらう。

●ミニメンタルステート検査 【みにめんたるすてーとけんさ】
→MMSE（p.9）

●ミネラル

無機質ともいう。からだを構成している元素のうち炭素、水素、酸素、窒素以外のもので、からだの構成成分であるほか、恒常性の維持に関わる。カルシウム、マグネシウム、リン、鉄、ヨウ素、亜鉛、銅、マンガン、セレン、クロム、モリブデン、カリウム、ナ

トリウムをいう。

●耳鳴り 【みみなり】

キーンという音やセミが鳴いているような音が耳のなかで聞こえる症状。高齢者に多い。他覚的耳鳴りといって、人から聞こえるものもある。

●脈拍 【みゃくはく】

動脈の拍動のこと。心臓の拍動と同調している。体表面に近いところを走っている橈骨動脈、総頸動脈、足背動脈などで計測する。

●味蕾 【みらい】

舌の表面、軟口蓋や咽頭の粘膜にある味覚を感じる器官。減少すると、味覚障害になる。

●民生委員 【みんせいいいん】

地域住民の福祉向上のための相談、指導、調査などの活動のほか、福祉事務所などへの協力活動を行う民間のボランティア。

む

●むかえ袖 【むかえそで】

まひや関節の拘縮などがある利用者の更衣の介助を行う場合に、まず袖口やズボンの裾から介護者自身の

手を通し、こちらからむかえるように利用者の手首などをつかんで通す方法。

●むくみ
→浮腫（p.185）

●むせ
　肺への道である気管と食物の道である食道の入り口が隣り合っているため、食物や水分は誤って気管に入りやすく、むせは誤って気管に入ったものを出そうとする反射のこと。

●無尿　【むにょう】
　1日の尿量が100mL未満の状態。生命の危険がある。

め

●メタボリックシンドローム
　高血糖、高血圧、脂質異常症のうちいずれか2つがあり、内臓脂肪型肥満がある状態。日本の内臓脂肪型肥満の基準は、腹囲で男性85cm以上、女性90cm以上となっている。

●滅菌　【めっきん】
　すべての微生物を完全に除去・殺滅すること。加熱や次亜塩素酸などで滅菌する。一方、消毒は病原性の

ある微生物を除去・殺滅し感染の危険をなくすこと。

●メディカルスタッフ

医師、看護師、臨床検査技師など、医療に関わる専門職のこと。医師・歯科医師を除く医療従事者の呼称として「コメディカル」があったが、最近では使われなくなってきている。

●メニエール病 【めにえーるびょう】

耳鼻科疾患。難聴、耳鳴り、反復性めまいが特徴。回転性のめまいで、悪心・嘔吐を伴う。

●めまい

眩暈とも書く。自分のまわりがグルグル回り、悪心・嘔吐を伴う回転性めまいと、ふらつき、立ちくらみなどのめまいがある。

●免疫 【めんえき】

抗原抗体反応と、入ってきた病原体を細胞が食べてからだを防御する仕組みがある。高齢者では免疫力が低下するので、病気にかかりやすい。

●メンタルヘルス

精神的健康、心の健康、精神衛生のこと。

も

●毛細血管 【もうさいけっかん】
動脈と静脈の間に存在する血管で、非常に細く、細胞との間で酸素やそのほかの物質の交換を行う。

●妄想 【もうそう】
病的な思い込み。もの盗られ妄想は、認知症の周辺症状（BPSD）。

●毛包 【もうほう】
毛根と毛を包み込むように存在する組織。ブドウ球菌に感染すると毛包炎になる。

●網膜色素変性症 【もうまくしきそへんせいしょう】
特定疾患。難病で、眼の網膜に異常をきたし、夜盲、視野狭窄、羞明から、視力の低下、色覚異常などの症状が出る。

●網膜剥離 【もうまくはくり】
網膜の内膜が剥がれること。糖尿病網膜症の合併症としてある。

●盲ろう 【もうろう】
視覚障害、聴覚障害を併せもつ人のこと。

●燃え尽き症候群 【もえつきしょうこうぐん】

バーンアウトシンドロームともいう。仕事などに精力的に取り組んでいた人が、急激に活力を失い、やる気が失せ、無気力状態となること。

●モチベーション

仕事などへのやる気を引き出すための動機のこと。

●モニタリング

ケアマネジメント過程において、介護計画（ケアプラン）は適切であったか、サービスが計画どおりに提供されているか、新たに利用者のニーズが発生していないかなど、利用者の状態を把握して、事業者の活動を評価・検証すること。実施評価ともいう。

●もの盗られ妄想 【ものとられもうそう】

認知症の周辺症状（BPSD）で、自分でしまい忘れたり、置き忘れたりしたものを、判断力の低下で人が盗んだと思いこんでしまうもの。「一緒に探しましょう」などと対応する。

●もの忘れ 【ものわすれ】

認知症の中核症状。初期の認知症で、周囲の人が気づく症状がもの忘れ。ものを置いた場所がわからなくなる、同じことを短時間に何度も言うなどがある。

●モルヒネ

がんの痛みをやわらげるために処方される。麻薬なので、保管や使用の規則がある。

●門脈 【もんみゃく】

消化器などから吸収した栄養の入った静脈血をまとめて肝臓に送る血管。

や

●薬剤アレルギー 【やくざいあれるぎー】

薬の副作用のひとつで、特定の薬でアレルギー反応が出ること。じんま疹のような薬疹や、生命に危険を及ぼすアナフィラキシーなどの症状が出る。アスピリン喘息(ぜんそく)が有名。もともと牛乳や卵白などたんぱく質にアレルギーのある人がその成分を含む薬を服用したときになることがある。

●薬剤管理指導 【やくざいかんりしどう】

介護保険の居宅サービスの居宅療養管理指導のうちの1つ。最小限の使用薬剤数と量で、有害作用もなく最大の効果を得ることを目的に行う。不必要な薬の使用を避け、利用者の最適な薬の選択、正しい使用、保管がされ、有害作用の防止や早期発見を確認する。医療費負担を少なくすることも考慮。

●薬剤師 【やくざいし】

国家資格。医師の指示のもと薬剤を調剤し、または一般人に医薬品を販売する職種。

●薬疹 【やくしん】

薬を飲んだことで、皮膚にじんま疹のような湿疹ができる症状。すぐに服用を中止し、医師に報告する必要がある。スティーブンス・ジョンソン症候群、中毒性表皮壊死症など生命に危険を及ぼす重篤な薬疹もあるので、注意が必要。

●薬局 【やっきょく】

日本の薬局は、医薬品医療機器等法の制約を受け、必ず調剤室を設けて、薬剤師が常駐し、医師の処方箋に基づいた調剤ができることが条件となる。市販薬も扱える。近年では、薬剤師が常駐し、調剤室を併設するドラッグストアも増えている。

ゆ

●幽門 【ゆうもん】

胃の出口にあり、十二指腸との境になる。収縮と弛緩を行い、胃の内容物を腸へ送る。

●有料老人ホーム 【ゆうりょうろうじんほーむ】

高齢者に必要な日常生活上のサービスを提供する施設。施設と利用者の個別契約により、全額利用者負担となる。

●輸液栄養 【ゆえきえいよう】

輸液とは体液や栄養などの欠乏を補うために血管内に水分、電解質、栄養素を直接投与する治療行為のこと。輸液栄養には末梢静脈栄養（PPN）と中心静脈栄養（TPN）がある。TPNは腸疾患などで経口的に栄養摂取が不可能な場合に使われ、高濃度のカロリー輸液を入れられるが、カテーテル留置による合併症の危険がある。

●ユニットケア

入所前後の生活が連続されるよう配慮することで、入所者の意思と人格を尊重し、入所者同士が相互に社会的関係を築きながら自立した生活を支援する方法。

●ユニバーサルデザイン

年齢、男女、出生地や人種などの違い、障害や能力の違いに関係なく利用できる施設・製品の設計、デザインのこと。

●ユマニチュード

Humanitudeとつづり、「人間（human）らしくあ

る」という意味の造語。「見る」「話す」「触れる」「立つ」を4つの柱として、知覚・感情・言語による包括的コミュニケーションに基づいたケアの技法。

よ

●陽圧呼吸 【ようあつこきゅう】

人工呼吸のこと。マスクを使う非侵襲的陽圧呼吸と、気管切開がなされる侵襲的陽圧呼吸がある。

●要介護度 【ようかいごど】

介護保険の保険給付を受けるための基準。要支援1～2、要介護1～5までの7段階に区分され、受けられるサービスが決定される。

●要介護状態 【ようかいごじょうたい】

身体上・精神上の障害のために日常生活の基本動作に常時介護が必要な状態。介護保険における「要介護状態」とは、介護保険法第7条第1項に詳しく定義されている。要介護状態と認定されると、介護保険の対象となる「要介護者」となる。

●要介護・要支援認定 【ようかいご・ようしえんにんてい】

介護保険制度利用希望者は、市区町村に対し要介護認定申請を行い、主治医に対し「主治医意見書」の作成の依頼を行う。次に認定調査員による認定調査が行

われ、主治医意見書と認定調査の結果による「1次判定」が行われる。次に介護認定審査会は、市区町村の事務局が作成した審査会資料をもとに、議論し、要支援、要介護度を認定する。

●要支援状態 【ようしえんじょうたい】

身体上・精神上の障害のために要介護ほどではないが、日常生活に支援が必要な状態。介護保険における「要支援状態」とは、介護保険法第7条第2項に詳しく定義されている。要支援状態と認定されると、介護保険の対象となる「要支援者」となる。

●溶血性尿毒症症候群 【ようけつせいにょうどくしょうしょうこうぐん】

→HUS（p.8）

●養護老人ホーム 【ようごろうじんほーむ】

環境上または経済的理由により、自宅での療養が困難となった高齢者を措置によって入所させる施設。

●腰椎 【ようつい】

脊柱の腰の部分。5つの椎骨からなる。

●抑うつ状態 【よくうつじょうたい】

→うつ状態（p.23）

● **抑制**　【よくせい】

　身体拘束のこと。歩き回り（徘徊）や転落を防ぎ安全を図ることを目的に、ベッドや車いすに縛りつけたりして高齢者や精神障害者のからだの自由を奪うこと。介護保険指定基準においては禁止されているため、原則として行わない。

ら

● **ライフイベント**

　人の一生における、誕生、就学、卒業、就職、結婚、出産、退職などの、人生の節目となる大きな出来事のこと。

● **ライフサイクル**

　人の一生の節目と変化は、誕生から乳幼児期、学童期、思春期、青年期、壮年期、老年期を経て死に至るまでの過程としてみることができるが、こうした人の生活周期をライフサイクルという。

● **ライフステージ**

　人の一生のある時期、段階のこと。乳幼児期、学童期、思春期、青年期、壮年期、老年期などのライフサイクルにおけるそれぞれの特徴的な時期を指す。

●ラクナ梗塞 【らくなこうそく】

脳梗塞のひとつ。ラクナは小さい穴のこと。細い脳血管が詰まり、多発する。認知症の原因となる。

●ラポール

2人の人間の間で、伝達が成立し、共感関係が築けること。

り

●理学療法士 【りがくりょうほうし】

国家資格。障害のある人の日常生活動作の改善を目的に、関節可動域、筋力強化、まひの回復に対する療法を行う職種。略称はPT。

●リスクマネジメント

事故の発生の防止、または危険や事故が発生した場合に速やかに事態を収拾するよう処理して損害を最小限に食い止めること。介護分野では転倒や誤嚥などの介護事故を未然に防ぐことを指す。危機管理ともいう。

●リーチャー

自助具のひとつ。手の届かないところに落ちたものをはさんで拾ったり、高いところのひもやカーテンを引っかけたり、更衣の際に使う。

●利尿薬 【りにょうやく】

体内に水分がたまる浮腫、心臓や腎臓の負担の軽減や高血圧を改善するための薬。高齢者の服用が多い。

●リノール酸 【りのーるさん】

n-6多価不飽和脂肪酸で必須脂肪酸のひとつ。生体膜の構成成分である。植物性油に含まれている。

●リノレン酸 【りのれんさん】

n-3系多価不飽和脂肪酸で植物性油脂に多く含まれる。α（アルファ）-リノレン酸は必須脂肪酸。

●リハビリ工学士 【りはびりこうがくし】

工学の知識や技術を用いてリハビリテーション機器の開発、義肢・装具、自助用具の作成、視覚障害者のための感覚歩行機器などの製作にかかわる職種。

●リハビリテーション

本来の意味は「再び能力をもたせる」こと。同義と誤解されがちな「機能訓練」はリハビリテーションの手段。障害があっても「地域で人間らしく生きる」ことを目的とする。大きく予防的リハビリテーション、治療的リハビリテーション、維持的リハビリテーションに分けられる。

●流動食 【りゅうどうしょく】

高齢や消化器手術後、衰弱により固形物を飲み込みにくい場合に食事を液体状にしたもの。咀嚼せずに飲み込め、口のなかに残渣が残りにくいように工夫されている。

●療育手帳 【りょういくてちょう】

知的障害者が対象の障害者手帳。都道府県知事が発行する。

●利用者負担 【りようしゃふたん】

サービスを受けた利用者が費用を負担すること。受けた利益に応じて負担する応益負担と、能力に応じて負担する応能負担がある。介護保険の利用者負担は原則定率1割（または2割・3割）の応益負担となっている。

●利用者本位 【りようしゃほんい】

利用者が自ら選択し、決定すること。利用者主体ともいう。介護においても、介護者は利用者の立場に立ち、利用者本位で介護を行うことが求められている。

●緑内障 【りょくないしょう】

あおそこひともいう。眼球が硬くなって眼圧が高くなり、視神経の障害が起こる。

● **リン脂質** 【りんししつ】

生体膜の構成成分で、卵黄や胆汁、リポたんぱく質内にある。グリセロリン脂質とスフィンゴリン脂質に分けられる。

● **臨床検査技師** 【りんしょうけんさぎし】

国家資格。医師の指示に基づき、臨床検査などを行う技術者。

● **リンパ管** 【りんぱかん】

リンパ液が流れる管。末梢から戻ったすべてのリンパ管は合流して鎖骨の下にある左右の静脈に合流する。弁があり逆流を防いでいるが、心臓のようなポンプがないので、体表から弱い力でそっと撫でるのは、リンパの流れをよくするのに有効。

れ

● **冷罨法** 【れいあんぽう】

からだの一部を冷やして、痛みをとる、発熱や炎症を抑えるなど、その部分または全身の病的な状態を緩和すること。湿性（冷湿布など）と乾性（氷枕、氷嚢など）がある。

● **レクリエーション**

楽しさや喜びを感じさせる遊びやスポーツ、旅行な

ど。

●レジオネラ症 【れじおねらしょう】

レジオネラ属の細菌の感染により重症の肺炎を起こす。空調設備や循環式の風呂等で菌が増殖し、レジオネラ菌を含む水の微粒子を吸いこむことによって感染する。

●レシピエント

ドナーの対語。臓器提供を受ける側の人。拒絶反応があるので、生涯、免疫抑制薬を服用する必要がある。

●レスパイト

在宅で要介護者を介護している人が、介護から解放されるよう、一時的に介護を代行する援助。

●レセプト

診療報酬明細書のこと。医療保険で賄われる医療費の明細書。

●レビー小体病 【れびーしょうたいびょう】

認知症のひとつ。幻視、動作のにぶさ、うつ、寝ているときの多動や大声があり、転びやすい特徴がある。レビー小体とは、神経細胞のなかにできる封入体とよばれるもの。

●レム睡眠／ノンレム睡眠 【れむすいみん／のんれむすいみん】

睡眠は、浅いときと深いときを交互に繰り返す。レムとはrapid eye movementの略で、寝ている人を観察するとわかるが、瞼(まぶた)の下で眼球が動いている浅い睡眠のことをいう。このときには、夢を見る。深い睡眠は眼球が動かないノンレム睡眠。

●連帯納付の義務 【れんたいのうふのぎむ】

本人ではない関係者が納付する義務のこと。介護保険の第1号保険料には特別徴収と普通徴収がある。年金から天引きされる特別徴収と違い、普通徴収は直接保険料を納付するため、配偶者および世帯主に連帯納付の義務が課せられている。

●レントゲン検査 【れんとげんけんさ】

X線検査。X線を照射して行う検査のことで、名称の由来はX線を発見したドイツの物理学者レントゲンから。たとえば、胸部レントゲン検査では、呼吸器疾患や心臓疾患の有無が判断できる。

ろ

●廊下幅員 【ろうかふくいん】

廊下の幅のこと。車いすを使用するときに問題になる。

●老計第10号 【ろうけいだいじゅうごう】

厚生労働省の通知「訪問介護におけるサービス行為ごとの区分等について」(平成12年3月17日老計第10号)。訪問サービスにおけるサービス行為ごとの区分とサービス行為の一連の流れを例示し、訪問介護計画、居宅サービス計画作成の際の参考とされている。身体介護における「自立生活支援のための見守り的援助」の明確化のため見直され、改正通知が2018(平成30)年4月1日から適用されている。

●瘻孔 【ろうこう】

あなのこと。胃瘻のように人工的につくられるものと、痔瘻のように疾患によりできるものがある。

●老人斑 【ろうじんはん】

高齢者、特にアルツハイマー認知症の人の脳に数が多くみられる、アミロイドという物質の沈着で破壊された神経細胞。

●老人福祉施設 【ろうじんふくししせつ】

老人福祉法に定められた老人福祉のための施設で、老人デイサービスセンター、老人短期入所施設、養護老人ホーム、特別養護老人ホーム、軽費老人ホーム、老人福祉センター、老人介護支援センターがある。

●老人福祉法 【ろうじんふくしほう】

国および地方自治体が責務をもって、老人の心身の健康の保持および生活の安定を図るための必要な措置を講じなければならないとした法律。

●老人保健施設 【ろうじんほけんしせつ】

老人ホームと老人病院の双方の機能をもつ中間的な施設。介護保険法の施行によって、老人保健施設は介護老人保健施設と介護療養型医療施設に分けられた。

●老年症候群 【ろうねんしょうこうぐん】

若い頃はないが、加齢に伴う機能低下などで起こってくる疾患などのこと。転倒による骨折、認知症、生活不活発病、寝たきりなど幅広い。

●弄便 【ろうべん】

認知症の周辺症状(BPSD)で、おむつをいじったり、自分の便を壁になすりつけたりする行為。

●老老介護 【ろうろうかいご】

高齢者が高齢者を介護している状態。核家族化のなかで、老老介護の件数は増大し続けている。

わ

●ワクチン
　病原体を体内に入れることでその病気に対する免疫を獲得する方法。毒性を弱めた生ワクチンと死んだ病原体を使う不活化ワクチンがある。

●ワルファリン（ワーファリン）
　血栓塞栓症の治療および予防に使用される抗凝固剤。脳血栓を起こした人が予防に飲んでいることが多い。服用するとけがなどで血が止まらなくなったり、脳出血を発症しやすい傾向になる。食べ物に関する制限が多く、納豆、青汁、大量の緑黄色野菜は特に注意する必要がある。

巻末付録

すぐに役立つ
介護便利帳

- ■高齢者に必要な1日のカロリーはどれくらい？
  ～「食事摂取基準」からかんたんに計算～ ─── 220

- ■ひと工夫で効率アップ！
  毎日の家事を楽しくする暮らしのアイデア ─── 223

- ■こり、痛み、疲労を回復！
  家庭でできるかんたんストレッチ ─── 231

- ■ココロとカラダを癒す！
  リラックス効果を高めるアロマオイル ─── 234

- ■日本の四季の趣をあらわす二十四節気とは？ ─── 236

- ■知らないと危険!?　食べ物と薬の飲み合わせ ─── 242

- ■介護関連団体・組織一覧 ─── 245

高齢者に必要な1日の
カロリーはどれくらい？
～「食事摂取基準」からかんたんに計算～

　2018（平成30）年の総務省統計局「人口推計」によれば、65歳以上の人口は3,557万8千人、総人口に占める割合は28.1％、75歳以上の人口は1,797万5千人、14.2％です。さらに、団塊の世代が75歳以上となる2025年には65歳以上が30.3％になると推計されています。

　こうした現状において、高齢者の適切な栄養や食事摂取量についての検討が求められていますが、これまでに系統的にデータを集積したり、まとめたりされてはいないため、現時点では高齢者の栄養に関する現状や推定資料を示すことにとどめておきます。

◆加齢による消化、吸収、代謝の低下

　高齢者は、生理的に食欲が低下したり、さまざまな疾患や薬剤の服用、身体的な障害などによって、一般的に栄養障害をきたしやすいことが知られています。

　消化においては、加齢により食道や胃の運動が低下することが知られていますが、小腸の機能や形態の変化は少ないとされています。近年、吸収障害の原因となる萎縮性胃炎や胃酸分泌の低下は、加齢に伴って増加したヘリコバクター・ピロリ菌（胃に生息するらせ

ん型の細菌、俗にいうピロリ菌）感染によるとされています。

代謝の面では、やはり加齢に伴って、インスリンの分泌、特に食後の追加分泌が低下することにより、食後の血糖値が上昇しやすくなります。

高齢者の1日に必要なカロリーをかんたんに計算

人が1日にどのくらいのエネルギーを必要としているのか。その目安を、身長と、その人の生活環境からかんたんに割り出すことができます。計算方法は次の通りです。

【1日に必要なカロリーの計算方法】
手順①　最初に身長をメートル（m）で表します。
　　　　例）160cm→1.6m
手順②　身長から理想の体重を計算します。
　　　　身長（m）×身長（m）×22＝理想の体重
　　　　例）1.6×1.6×22＝56.32（kg）
手順③　次に**図表1**から、あてはまる生活環境を選びます。
手順④　活動量を計算します。
　　　　例）働いていない高齢者の場合は、
　　　　　　56.32×25kcal＝1,408kcal
　　1,408kcalが1日に必要なカロリーとなります。

図表1 生活環境別体重1kg当たりに必要な基準カロリー

生活環境の目安	体重 1kg 当たりに必要なカロリーの数値
寝たきりの高齢者、安静を指示されている入院患者　など	20kcal
重度の糖尿病の人、働いていない高齢者、主に部屋の中で生活している人　など	25kcal
サラリーマン、主婦、教師、医師、看護師、運転手　など	30kcal
介護職員、農繁期の農業従事者、操業中の漁師、山林業従事者、建設作業員　など	35kcal
スポーツ選手、肉体労働者など	40kcal

出典：日本医師会ホームページなどを参考に作成

ひと工夫で効率アップ！毎日の家事を楽しくする暮らしのアイデア

　巷には家事に関する情報があふれています。いろいろと試してみるのもいいのですが、もっとも大切なことは基本を学ぶことかもしれません。
　みなさんも、ここで紹介するアイデアにトライしながら、いろいろなアレンジを楽しみ、オリジナルの家事のひと工夫を見つけてください。

◘掃除編

（１）畳のお手入れ対策

　毎日の畳のお手入れは、カラ拭きが原則です。ときには薄く洗剤を溶かしたお湯に雑巾を浸して、かたく絞ってサッとひと拭き、手早く乾かすお手入れで清潔を保つことも必要です。また、畳のヘリにこびりついてしまった汚れは、蒸しタオルで汚れをゆるめてから丁寧に拭き取りましょう。
　子どものクレヨンのイタズラ書きは、クレンザーを使って歯ブラシで少しずつ取ります。醤油をこぼしてしまったら、染み込んでしまわないうちにティッシュペーパーで素早く吸い取ります。どちらも最後は水拭きでシミが残らないようにしましょう。

(2) ソファーの汚れ対策

布張りのソファーは、台所用の中性洗剤を溶かしたぬるま湯に雑巾を浸し、かたく絞って、つまむように手早く拭きます。次に、ぬるま湯だけで絞った雑巾で汚れた部分から拭き、汚れをぼかしていくとよいでしょう。

革張りのソファーは、靴や革衣料用のクリーナーを使います。使い古した柔らかい布にクリーナーを少量もみ込んで、拭きます。仕上げにカラ拭きするとキレイに仕上がります。

(3) らくらくブラインド掃除

ブラインドを掃除するときには、軍手を雑巾代わりにするのが便利です。まず、手が荒れないようにゴム手袋をし、その上から洗剤液に浸して絞った軍手をはめます。ブラインドを1枚1枚指ではさんで汚れを拭き取っていきます。この方法ならブラインドで手を切る心配もなく、キレイに掃除することができます。

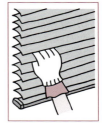

◘衣類編

(1) ファスナー付き衣類の洗い方

ジーパンやスカート、パーカーなどファスナー付きの衣類は、ファスナーを閉じてから洗濯しましょう。

ファスナーを開けたまま洗うと、衣類や洗濯槽を傷めるだけでなく、ファスナーそのものも壊れやすくなります。また、カギホックなども傷みやすいので、洗濯ネットに入れて洗うほうがよいでしょう。

(2) シミ抜き方法あれこれ

お茶や紅茶をこぼしてしまったら、なるべく早く水洗いをしましょう。外出先では、オシボリなどで、こぼした場所を何度もたたきます。ファンデーションなどの化粧品のシミは、洗顔フォームをしみ込ませたタオルでたたいて、色素を落とした後、すぐに中性洗剤で洗うとよいでしょう。

(3) トレーナーの上手なお手入れ

トレーナーを長持ちさせるコツがあります。まずは購入するときに生地の編み目が細かな物を選ぶとよいでしょう。洗うときは洗濯ネットに入れます。干すときには、ハンガーに吊るすと伸びてしまったり、形が崩れてしまうことがあるので、竿に背中の中心がくるように、ふたつ折りにして干すと縦に縮むことがありません。

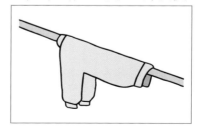

(4) ハンガーのずり落ち防止法

　シルクやポリエステルなどのブラウスは、ツルツルしてハンガーからずり落ちてしまうことがよくあります。それを防ぐために、ハンガーの両サイドに輪ゴムを巻きつけます。輪ゴムがすべり止めになって、ずり落ちるのを防ぎます。

(5) 予備ボタンの上手な収納

　洋服を買うと付いてくる予備のボタンも、だんだんとたまって整理がしにくくなります。そんなときに便利なのが安全ピンです。大きさや同じような種類のボタンを安全ピンに通して保管すれば、いざボタンが取れて替えを探すときにも見つけやすいでしょう。

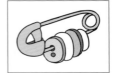

(6) 強風でも洗濯物を飛ばさないアイデア

　ハンガーにかけた洗濯物を物干し竿に吊るすことがあります。風が強い日には飛ばされたり、たくさんの洗濯物がハンガーごと1か所に寄ってしまったりします。こんなときは物干し竿にロープを螺旋状に巻きつけます。竿とロープの間にハンガー

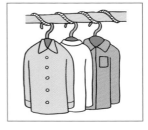

のフック部分を挟み込んで干すと、飛ばされたり、1か所に寄ってしまうことがなく安心です。

◇炊事編

（1）ポリ袋の便利な使い方

　適当な大きさに切って皮をむいた山芋をポリ袋に入れ、袋の上からビールの瓶などでたたくと、手もかゆくならずに簡単にすりおろした状態にできます。

　ほかにもポリ袋の便利な利用法があります。あらかじめポリ袋に小麦粉を入れておき、味つけした鶏肉を入れて袋のなかで衣をつければ、ムラなく衣つけができ、美味しい唐揚げができます。手やキッチンを汚すことなく、調理ができて便利です。

（2）開かないふたをかんたんに開ける方法

　瓶のふたがかたくて開かない場合は、ふたの部分だけ熱いお湯に浸して膨張させてゆるめると開けやすくなります。また、ゴム手袋をはめて開けると、摩擦で開けやすくなります。

（3）薬味の冷凍術

　青じそは、洗ってから水気を切り、ポリ袋に入れて口を閉めて冷凍しておきましょう。色が変わっても香りは落ちません。使うときは袋の上か手でもみほぐして使うと切る必要もなく、かんたんです。

　パセリはみじん切りにしてサッと水にさらしてか

ら、水気を切って密閉容器に入れて冷凍します。使うときに、必要な分だけスプーンですくって使うと便利です。

ゆずは皮の部分を薄くスライスして、ラップに包んで冷凍します。使うときには、凍ったまますりおろしたり、きざんで使います。果肉の部分は絞って果汁にしたものを冷凍して、使うたびに自然解凍するとよいでしょう。

薬味は一度に使う量はわずかなので、小分けして冷凍し、使い残さないようにしましょう。

(4) 薄くならないアイスコーヒー

アイスコーヒーやアイスティーに氷を入れると、薄くなって味が落ちてしまいます。そこで、あらかじめコーヒーや紅茶が残ったとき、それを冷凍して氷コーヒー、氷紅茶をつくってストックしておくとよいでしょう。氷がコーヒー、紅茶でできていれば、その氷を入れても味は薄くなりません。

(5) 代用落としぶた

煮魚や野菜の炊き合わせには、落としぶたがあると便利です。ところが、お鍋の大きさもまちまちですし、食べる人数によっても使う鍋の大きさが変わるので、鍋の大きさに合わせて落としぶたをそろえるのも大変です。

そこで便利なのが、アルミホイルです。アルミホイ

ルなら、どんな大きさのお鍋にも自在に形を合わせることができるので、大いに活用しましょう。重さが足りない場合は、手ごろな皿をアルミホイルで包んで使いましょう。

◆防災編

（1）1日に必要な水の量は？

人が1日に必要とする水の量は、食べ物から摂取する分も含めて1人当たり3Lです。災害時には、公的な機関から援助が届くまで3日はかかるといわれています。このことから、4人家族なら3L×4人×3日＝36Lの水を常備しておきましょう。

（2）応急担架のつくり方

動けない人を運ぶため、衣類や毛布を使って担架をつくる方法を知っておくと、いざというときに便利です。ここでは2種類の方法を紹介します。

---

①上着を活用
図のように2本の棒に上着を通します。

②毛布を活用

毛布の１／３のところに棒を置いて、毛布を折り返してつくります。

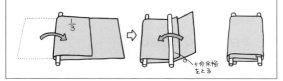

（３）かんたんな"あかり"づくり

　牛乳パックを横幅１cmに切って、その先端に火をつけると、ちょっとした"あかり"をつくれます。また食用油を缶に注ぎ、布や紙をよったシンを浸して火をつけても"あかり"をつくれます。

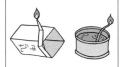

（４）蛍光シールで暗闇でも一目でスイッチ発見

　住み慣れた家でも、夜遅く帰宅して暗がりで鍵穴を見つけにくかったり、夜中にトイレに起きてスイッチのある場所がわからなかったことはありませんか？こんなときのために、鍵穴やスイッチに蛍光シールを貼っておくと暗がりでも見つけやすくなります。高齢者には、ちょっとした段差にも蛍光シールを貼っておくと、転倒予防にも役立ちます。

こり、痛み、疲労を回復！家庭でできるかんたんストレッチ

　頭痛、肩こり、腰痛、膝痛などの関節痛を予防、軽減するために効果的なストレッチを紹介します。ストレッチは、からだの関節の可動域を広げる働きがあるだけでなく、全身の疲労を早めに解消し、回復を図ることができます。

♦ストレッチのポイント

ポイント①　息をはきながら、筋肉の緊張をやわらげ、いきなりきつく伸ばさないようにしましょう。

ポイント②　どの筋肉を伸ばしているかを意識するとより効果的です。

ポイント③　1〜2秒伸ばしてもあまり効果はありません。時計を見ながら、少なくとも5〜10秒、大きな筋肉の場合は20〜30秒かけて、ゆっくり伸ばしましょう。

ポイント④　痛くなるまでストレッチをするのは、逆効果です。筋肉や腱を傷めては意味がありません。絶対に無理はせずに気持ちがよい範囲で行いましょう。

ポイント⑤　右と左、上半身と下半身、からだ全体に偏りがないようにバランスよく行うと、相乗効果が期待できます。

◆やってみよう！　全身のストレッチ

①足首

片膝を立てて、息を吐きながら重心を前にかけましょう。前足のかかとは、床から離れないように気をつけます。

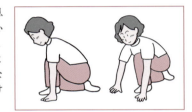

②股関節

両足の裏を合わせて座り、膝を左右に開き、上体を前に倒します。背筋は猫背にならないよう意識するとよいでしょう。

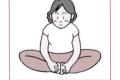

③ももの前側

両方の膝を立て、片方を倒します。もう一方の足を後ろに引いて、息をはきながらお尻にかかとを近づけます。次いで反対の足も同様に行います。

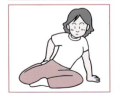

④ももの裏側

片足の膝を内側に折り曲げ、もう片足は前に伸ばします。折り曲げた足の裏が、伸ばした足のももの内側につくように座り、息を吐きながら上体を前に倒していきます。次に、反対の足も同様に行います。

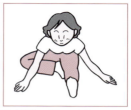

⑤首

肩の力を抜き、首を右、左に息をはきながら倒して、首筋を伸ばします。

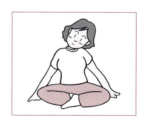

⑥二の腕

片方の肘を、もう片方の手で押さえ、肩甲骨のほうに押します。左右両方ともに行います。

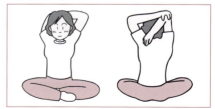

ココロとカラダを癒す！リラックス効果を高めるアロマオイル

　入浴時や就寝時、ストレッチを行うときなどにアロマオイルを利用すると筋肉もほぐれやすく、リラックス効果が高められます。ここでは代表的なアロマオイルと期待できる効果について紹介します（**図表2**）。

◆アロマオイルの選び方

　アロマオイルは植物から有効成分を抽出したエッセンスです。1滴のアロマオイルを得るためには、大量の植物を必要とするので、それなりの価格となります。逆に、あまりにも安価なものは注意が必要です。

　香りのチョイスは、まず自分の好みのもの、そしてどのような効果がほしいかで選びます。

　アロマオイルの楽しみ方には、芳香浴、アロマバス、マッサージなどがあります。

　芳香浴は、市販のアロマポットやランプなどでお部屋に香りを拡散させます。器具がなくても、器に水を入れてオイルをたらすだけで、香りを楽しめます。

　アロマバスは、お風呂のお湯に数滴オイルをたらして入浴します。お風呂だけでなく、足浴の際にアロマオイルを使用してもよいでしょう。

マッサージなどするときには、ホホバオイルやアーモンドオイルなどキャリアオイルと呼ばれるものに1〜数滴たらして使用するようにします。

アロマオイルには、有効成分が濃厚に含まれていますので、肌に直接つけるのはやめましょう。アロマバスもマッサージも、最初に腕の裏側などに少しつけて刺激がないか、パッチテストをしてみるとよいでしょう。

図表2 代表的なオイルと期待できる効果

オイルの種類	期待できる効果
ベルガモット	自律神経に働きかけ、不安や落ち込んだ気持ちをやわらげます
ゼラニウム	ホルモン分泌や皮脂の分泌を調整、ストレスを緩和します
グレープフルーツ	消毒、解毒の効果が期待されます。落ち込み改善、代謝を促進します
ジャスミン	心を落ち着けてくれます。ホルモンの分泌の調整に効果があります
ラベンダー	ストレス解消、イライラの改善、頭痛や肩こりに効果があります
ペパーミント	神経を鎮静させ、集中力を高めます。鎮痛、抗菌などの効果も期待できます

日本の四季の趣をあらわす二十四節気とは？

　二十四節気とは、かつて季節を表現するために1年を24に等分して、その区切りと区切られた期間につけられた名前で、現在も季節の節目を示す言葉として使われています。天気予報などで気象予報士が紹介することもありますので、ご存知の人も多いでしょう。日本の四季を小さな自然の息吹ととらえながら、こまやかな季節の変化を表現しています。

◆春

立春（りっしゅん・2月4日頃）

この日から立夏の前日までを春としています。まだ寒い時期ですが、だんだん日差しが伸び、九州から太平洋側の温暖な地域では、梅の花が咲き始める頃です。

雨水（うすい・2月19日頃）

空から降るのが雪から雨に変わる時期をいいます。雪解けが始まり、春一番が吹き、九州ではウグイスが鳴く声も聞かれるようになる頃です。

啓蟄（けいちつ・3月6日頃）

冬眠していた虫たちが穴から出てくるという意味です。実際に虫が活動するのは、もう少し後ですが、ふきのとうの花が咲き、柳の若芽が芽吹く時期です。

春分（しゅんぶん・3月21日頃）

この日をはさんで前後7日間がお彼岸です。花冷えや寒の戻りがある時期で、昼夜の長さがほぼ同じになり、この後は昼の時間が長くなっていきます。

清明（せいめい・4月5日頃）

清浄明潔の略で、晴れ渡った空を表現している言葉です。春本番の到来が実感されます。

穀雨（こくう・4月20日頃）

田んぼや畑の準備が整い、それに合わせるように、やわらかな雨が降る季節です。この時期から日差しも強まってきます。

◇夏

立夏（りっか・5月6日頃）

この日から立秋の前日までが夏となります。野山が新緑に染まり、カエルが鳴き始め、タケノコが生えてくる頃です。

小満（しょうまん・5月21日頃）

陽気がよくなって、草木などが成長して生い茂るという意味です。西日本では走り梅雨が現れる頃です。

芒種（ぼうしゅ・6月6日頃）

稲の穂先のように、とげのような芒(のぎ)のある穀物の種まきをする頃です。西日本では梅雨に入る時期です。

夏至（げし・6月21日頃）

1年で一番昼の時間が長い日ですが、日本全体が梅雨の時期なので、あまり実感されないかもしれません。花しょうぶや、紫陽花(あじさい)といった、雨に似合う花が美しい季節でもあります。

小暑（しょうしょ・7月7日頃）

梅雨あけが近くなり、本格的な暑さが始まる頃ですが、集中豪雨のシーズンでもあります。蓮の花が咲き、せみが鳴き始める頃です。

大暑（たいしょ・7月23日頃）

梅雨もあけ、もっとも暑い頃という意味です。学校は夏休み、空には雲の峰が高くそびえ、土用の鰻で、夏バテに備えるという人も多いでしょう。

秋

立秋(りっしゅう・8月8日頃)

この日から立冬の前日までが秋です。1年で最も暑い時期ではありますが、一番暑いということは、後は涼しくなるばかりということでもあります。暑中見舞いはこの前日までで、この日を境に残暑見舞いとなりますので、気をつけましょう。

処暑(しょしょ・8月23日頃)

処暑とは「暑さがやむ」という意味があります。朝夕に心地よい風が吹いたり、萩の花が咲く頃で、台風のシーズンでもあります。

白露(はくろ・9月8日頃)

すすきの穂が顔を出し、秋の趣が感じられる頃です。朝夕の心地よい風にも、幾分の肌寒さを感じる冷風が混じったりする日もある時期です。

秋分(しゅうぶん・9月23日頃)

昼と夜の長さが再び同じくらいになり、暑い日に代わって冷気を感じる日も増えてきます。この日が秋の彼岸の中日で、秋の七草も咲きそろう時期です。

寒露（かんろ・10月8日頃）

冷たい露が結ぶ頃をいいます。菊が咲き、秋も本番です。山の木々は紅葉の準備に入り、稲刈りもそろそろ終わる季節となります。

霜降（そうこう・10月23日頃）

北国や山間部では、霜が降り、朝夕には草木が白く化粧を始める頃です。野の花の数は減り、紅葉が山を飾る季節に変わります。

◘冬

立冬（りっとう・11月7日頃）

この日から立春の前日までが冬となります。日は短くなり、しぐれの冷たい雨が降る季節。北国や高い山からは初雪のニュースも届きます。

小雪（しょうせつ・11月22日頃）

日差しは弱まり、冷え込みが厳しくなってきます。木々の葉も落ちて、寒い地方では平地にも初雪が舞う季節となります。

大雪（たいせつ・12月7日頃）

朝夕に池や川面に氷が見られるようになります。大地の霜柱を踏むのもこの頃からになります。山々は雪の衣をまとうようになる季節です。

冬至（とうじ・12月22日頃）

1年で一番夜の時間が長い日です。冬至南瓜（かぼちゃ）、ゆず湯の慣習が残り、冬を感じさせてくれる日でもあります。

小寒（しょうかん・1月5日頃）

この日は寒の入り、この日から節分までが寒といわれ、これからが冬本番の季節。池や川の氷も厚みを増していきます。

大寒（だいかん・1月20日頃）

1年のうちで一番寒さが厳しい頃ですが、この時期を越せば春の足音が近づいてくるという頃です。

知らないと危険!?
食べ物と薬の飲み合わせ

　薬のなかには、食べ物と反応して作用が強まったり、弱まったりするものがあります。食事をつくる場合は、利用者がどのような薬を飲んでいるかを確認し、食材を選びましょう。また、サプリメントについても同様の注意が必要です。

◆ワルファリンと食材

　血栓をできにくくする薬のワルファリン（ワーファリン、アレファリン、ワーリン）は、高齢者、特に脳梗塞を患った人やその予防のために飲んでいる人が多い薬です。飲み合わせに気をつけなければいけない食材、サプリメントがたくさんありますので、服用中は注意しましょう（**図表3**）。

　抗うつ薬のアミトリプチン（トリプタノールなど）では、チーズ、鶏レバー、ソラマメ、タラコ、スジコを大量に食べると、悪性症候群という副作用が出る危険が高くなります。

　また、パーキンソン病の人が飲んでいるドパストンやドパゾールは、ビタミンB_6やレバー、マグロ、カツオなどを大量に食べると、効きめが悪くなります。

図表3 ワルファリン服用中に注意する食材

相互作用		食材（サプリメント）
効果を弱めて血栓ができやすくなる食材	避ける	納豆、クロレラ、青汁、西洋オトギリソウ、ビタミンK
	大量に食べない	ブロッコリー、パセリ、シソ、明日葉、クレソン、三つ葉、豆苗、春菊、芽キャベツ、小松菜、ホウレンソウ、ニラ、サニーレタスなどの緑黄色野菜
出血しやすくなる副作用の出るサプリメント		ニンニクエキス、イチョウ葉エキス、ウコン、ビタミンE、ビタミンA、カモミール

◘グレープフルーツジュースと薬剤

　これらのほかに、さまざまな薬に影響を及ぼす食材があります。

　代表的な食材がグレープフルーツジュースです。グレープフルーツジュースは、飲み合わせた薬の副作用を出やすくしたり、効きめを強めすぎたり、逆に弱めたりする作用があります。服用中にはグレープフルーツジュースを飲むことを避けましょう（**図表4**）。

　ちなみにゴーヤは夏のおいしい食材ですが、糖尿病の薬のクロルプロパミド（アベマイド）を飲んでいる場合は、食べ過ぎると低血糖になる恐れがあります。

　アルカリイオン水、カフェインを含む緑茶、紅茶、

コーヒー、牛乳、コーラ、アルコールなどに作用する薬があります。薬を飲むときには、水か白湯で飲むようにしましょう。

図表4 グレープフルーツジュースに相互作用がある薬

薬の種類	相互作用	成分(一般名)	主な製品名
心臓、血圧の薬	血圧が下がりすぎてしまう	フェロジピンなど	スプレンジール、ムノバール
		ニフェジピン	アダラート、エマベリン、セパミットなど
		ニソルジピン	バイミカードなど
脂質異常症の薬	副作用が出る危険が高まる	アトルバスタチン	リピトール
		シンバスタチン	リポバスなど
睡眠薬	副作用が出る危険が高まる	トリアゾラム	ハルシオンなど
てんかんの薬	心臓に重い副作用が出る危険がある	カルバマゼピン	テグレトールなど

介護関連団体・組織一覧

■一般財団法人全国福祉輸送サービス協会

高齢者や障害者の外出を支援する事業を行っている。

住 所	〒102-0074 東京都千代田区九段南 4-8-13 自動車会館 4F
連絡先	TEL：03-3222-0347 / FAX：03-3239-9200
U R L	http://park16.wakwak.com/~zenfuku/

■一般財団法人長寿社会開発センター

介護技術指導者研修などを行っている。

住 所	〒105-8446 東京都港区西新橋 3-3-1KDX 西新橋ビル 6F
連絡先	TEL：03-5470-6751
U R L	http://www.nenrin.or.jp/

■一般社団法人日本介護支援専門員協会

全国の介護支援専門員（ケアマネジャー）の資質の向上を図るために活動している。

住 所	〒101-0052 東京都千代田区神田小川町 1-11 金子ビル 2F
連絡先	TEL：03-3518-0777 / FAX：03-3518-0778
U R L	http://www.jcma.or.jp/

■公益財団法人テクノエイド協会

福祉用具の選び方、使い方はもちろん、ヒヤリ・ハット情報の開示、臨床的評価事業なども行っている。

住 所	〒162-0823 東京都新宿区神楽河岸 1-1 セントラルプラザ 4F
連絡先	TEL：03-3266-6880 / FAX：03-3266-6885
U R L	http://www.techno-aids.or.jp/

■公益財団法人日本障害者リハビリテーション協会

ノーマライゼーションの理念の普及と障害者のリハビリテーションに関する事業を展開している。

住　所	〒162-0052 東京都新宿区戸山 1-22-1
連絡先	TEL：03-5273-0601 / FAX：03-5273-1523
ＵＲＬ	http://www.jsrpd.jp/

■公益財団法人日本レクリエーション協会

施設でのレクリエーションの企画をする福祉レクリエーションワーカーの養成講座を開設している。

住　所	〒110-0016 東京都台東区台東 1-1-14ANTEX24ビル 7F
連絡先	TEL：03-3834-1091 / FAX：03-3834-1095
ＵＲＬ	http://www.recreation.or.jp/

■公益社団法人日本介護福祉士会

介護福祉士資格取得の仕方や展望、介護の情報を提供している。

住　所	〒112-0004 東京都文京区後楽1丁目1番13号 小野水道橋ビル5階
連絡先	TEL：03-5615-9295 / FAX：03-5615-9296
ＵＲＬ	http://www.jaccw.or.jp/

■社団法人日本社会福祉士会

国家試験情報、具体的仕事の内容、福祉の動向、福祉関連情報を提供している。

住　所	〒160-0004 東京都新宿区四谷 1-13 カタオカビル 2F
連絡先	TEL：03-3355-6541 / FAX：03-3355-6543
ＵＲＬ	http://www.jacsw.or.jp/

■公益社団法人日本精神保健福祉士協会

協会についての紹介、国家試験情報、養成施設一覧などを紹介している。

住　所	〒160-0015 東京都新宿区大京町 23-3 四谷オーキッドビル 7F
連絡先	TEL：03-5366-3152 / FAX：03-5366-2993
URL	http://www.japsw.or.jp/

■公益財団法人介護労働安定センター

介護労働者の雇用管理の改善、資質の向上を図るために雇用管理や介護労働者の健康管理についての相談を受けている。各都道府県に支部が設けられている。

住　所	〒116-0002 東京都荒川区荒川 7-50-9 センターまちや 5F
連絡先	TEL：03-5901-3041 / FAX：03-5901-3042
URL	http://www.kaigo-center.or.jp/

■日本ホームヘルパー協会

ホームヘルパーの資質と地位の向上、交流を図る目的で活動している。研修会の開催や講師の派遣などを行っている。

住　所	〒105-8446 東京都港区西新橋 3-3-1KDX 西新橋ビル 6F 一般財団法人 長寿社会開発センター内
連絡先	TEL：03-5470-6759 / FAX：03-5470-6763
URL	http://www.n-helper.com.com/

■その他、お役立ちホームページ一覧

Check A Toilet → http://www.checkatoilet.com/
一般社団法人日本認知症ケア学会 → http://www.chihoucare.org/
一般社団法人日本認知症コミュニケーション協議会 → http://www.jadecc.jp/
えきペディア → http://www.ekipedia.jp
一般財団法人高齢者住宅財団 → http://www.koujuuzai.or.jp/
全国車いす宿泊ガイド → http://www.raqoo.jp/
ゆうゆうゆう → http://www.u-x3.com/
らくらくおでかけネット → http://www.ecomo-rakuraku.jp/rakuraku/index/

● 編　集／株式会社ヘルスケア総合政策研究所

2001年5月、民間初の医療研究機関「民間病院問題研究所」（1987年創立）を継承する形で発足したシンクタンク。ヘルスケア分野をフィールドに、常に最新の高度な専門情報を提供。自社企画による調査・研究レポート、専門書籍の企画・編集などを手がけている。

● 協力／有限会社エイド出版
● 表紙デザイン／尾崎真人
● 本文デザイン＆DTP／タクトシステム株式会社
● 本文イラスト／もりまさかつ

ポケット判　介護職員のための重要用語集　第2版

2019年10月 1 日　第2版第1刷発行
2020年 5 月10日　第2版第2刷発行
編　集　株式会社ヘルスケア総合政策研究所 ©
発行者　林　諄
発行所　株式会社日本医療企画
　　　　〒101-0033　東京都千代田区神田岩本町4-14 神田平成ビル
　　　　TEL.03-3256-2861（代）
　　　　http://www.jmp.co.jp/
印刷所　凸版印刷株式会社

ISBN978-4-86439-737-7　C3547　　　　Printed in Japan,2019
（定価は表紙に表示してあります）